SECRETOS

DE LOS JARDINES

Benjamín Jiménez Molpo

ISBN: 1507534477
ISBN-13: 978-1507534472

A mi padre Benjamín, que con su amor me enseñó a fluir en la vida.
A mis madres Cruz, Mercedes, Neria y Licha, ellas ilustraron mi niñez con sus cuentos y sabiduría.
A mis hermanos quienes siempre están allí, cuando decido descansar del mundo.
.

Contenido

Benjamín Jiménez Molpo

Agradecimientos:

Quiero agradecer a una gran amiga, sin ella y sin su ayuda y su gran trabajo en la recuperación y corrección de este proyecto, el mismo no habría salido a la luz, mi amiga Elisabeth Leal. Una sabia, que sin darse cuenta, navega entre las palabras, el Logo y la luz.

También a quien en un primer momento me propuso escribiera sobre las plantas "te gustan y sabes de ellas" me dijo, Julio, aunque no estés aquí en lo físico, sigues, lo sabes, en mi corazón y en cada respiración.

Y a los girasoles que siempre me recuerdan que mi memoria es brillante como el sol, oscura como la noche y frágil como la vida.

A MANERA DE INTRODUCCIÓN

Las plantas han acompañado al hombre desde que comenzó esta travesía llamada vida; se han encontrado restos de milenrama, romero y otras plantas, en las cuevas del tiempo prehistórico.

De manera personal, me han acompañado desde siempre, colándose en mi historia personal e íntima. Y es desde allí donde comienzo mi historia de cómo las plantas pueden ser parte de la vida de todos, testigos silenciosos, pero nunca inactivos e insensibles.

Así que este libro comienza desde donde recuerdo el verde, mi primera infancia, para continuar con una clasificación alfabética y más rigurosa de las plantas. Sigue un aparte que quiere parecerse a una guía rápida para algunas dolencias y afecciones.

También se encuentra referencia a los aceites esenciales o alma de muchas plantas, cuyo uso y utilidad es innegable hoy en día; hay unas recetas muy fáciles y útiles, y la presentación de un sistema floral. Así, desde la íntima memoria, pasando por los compuestos físicos y químicos, para llegar a lo esencial y energético de las plantas, este libro propone varias alternativas para descubrir el inmenso universo silencioso de nuestras compañeras las plantas.

Recuerde que la visita y control con el médico es primordial y, en ningún caso, este libro tiene la pretensión de substituir sus consejos.

INTRODUCCIÓN A LA GUÍA

Convivir con las plantas y sus capacidades curativas, es una de las experiencias más enriquecedoras para aquellos que hemos decidido recuperar el conocimiento de la Naturaleza.

Si analizamos las culturas antiguas, era normal y hasta obligatorio, que los "médicos" conocieran gran parte de las propiedades de las plantas y sus preparados. Aún en nuestros días, curanderos, "yerbateros", curiosos, chamanes y piaches de tribus indígenas van a recolectar sus medicinas a las montañas, desiertos y selvas y, al parecer, no hay ninguna hierba inútil para ellos. Es un conocimiento amplio y propio que pasa de generación a generación, pero que la civilización moderna amenaza constantemente.

Mención especial debe hacerse a las mujeres que, sin duda, han aprovechado el conocimiento que ofrece la Naturaleza y lo han sabido reinterpretar con su intuición. Entre ellas hemos tenido magas, hechiceras, abadesas, parteras, matronas, etc. Ellas y muchos hombres hicieron de la Naturaleza un laboratorio empírico con cientos, quizás miles, de años en el ensayo y error, en la observación y en el cuidado del conocimiento ancestral.

Este conocimiento ha sido retomado y reinterpretado por hombres de ciencia que, utilizando métodos de investigación oficial, el método científico, avalan y concluyen sobre las propiedades de las plantas. Hoy en día, la búsqueda por formas de medicina menos agresivas, hace que las investigaciones se realicen con un gran interés y muy frecuentemente.

En un área más personal, he conocido y probado durante años las plantas; de hecho, ellas han marcado mi niñez y mi etapa adulta. Son parte de mi forma de vida y del diario vivir. Y aún aquí, en la ciudad tan contradictoria, he visto que la Naturaleza está presente siempre, siempre en cada rincón de la Vida.

La presente guía es un esfuerzo por presentar los aspectos más importantes de algunas plantas, así como sus usos y aplicaciones. Se centra en plantas de fácil adquisición y almacenamiento. Además, va acompañada de un aparte sobre aceites esenciales y usos cosméticos de las plantas.

Espero que los resúmenes que han leído de cada planta, ayuden a encontrar alivio y salud en la vida de todo aquel que toque las hojas del sauce, limón o del saúco pues, como diría una maga antigua, son los hogares de todos los elementales y elementos de la Naturaleza.

PRIMERA APROXIMACIÓN

Cuando las plantas hablan, en un jardín interior, la realidad y la verdad coinciden.

La pasión que siempre me han inspirado las plantas, podría explicarla por mi historia personal. Más allá de las horas de estudios, de formación en etnobotánica, fitoterapia y naturopatía, están las bases del aprendizaje de mi niñez y de la adolescencia. En el jardín o en las visitas al campo, siempre obtuve una enseñanza.

Al hacer memoria, un hecho privado, casi olvidado en las conversaciones de mi familia, que se trataba como un secreto pecaminoso, podría ser catalogado como mi primer acercamiento a las hierbas que, aunque doloroso, me permite ver y recordar constantemente, el respeto que las plantas merecen. Sucedió que mi madre biológica poseía ciertos conocimientos sobre las propiedades curativas de las hierbas. Y un bebedizo preparado por ella o por una amiga de la casa (todavía hoy es un misterio quién lo preparó) le provocó un aborto, el cual no fue abordado con el respectivo cuidado médico, ya que ella lo mantuvo en secreto hasta el último momento, cuando la fiebre y la septicemia no dejaban ya lugar para remedios; y así murió, quieta y callada, debilitándose hasta el extremo. Para ese entonces, yo contaba tan sólo tres años de edad y no registro ese hecho en mi memoria. Pero este suceso tan temprano y trágico, me recuerda constantemente no sólo la necesidad de un conocimiento preciso y claro, sino de la precaución, que se debe tener en el uso de las hierbas.

Y, aunque este hecho pudo haber significado mi separación de las plantas, no fue así.

Mi crianza desde los cinco años estuvo bajo la égida de mi Mamá (madrastra), una indígena descendiente de los Jirajara, en cuyo rostro, risa y pensamiento habitaban la sabiduría ancestral de los arawacos, ayamanes, humocaros y cuibas; y por mi Tía, una blanca mantuana con ciertas dotes de "curiosa" o vidente, de aquellas que "sobaban y leían las aguas". Debo agregar a mi nana Licha, una bellísima mujer negra, toda mezcla de saberes y sabores, que ayudaron a cultivar ese amor por las plantas, lo que lleva al conocimiento.

Pero eran las dos primeras, mi Mamá y mi Tía, en cuyas manos las plantas poseían prodigiosos dones: quitaban dolores, bajaban fiebres, alejaban pesadillas e insomnios, desaparecían barros y espinillas, las verrugas caían, rejuvenecían las pieles cansadas, desterraban miedos y adicciones y un largo etc.

Por ejemplo, era tan prodigioso su manejo de las plantas que con cambur verde, mezclado con el gel de una penca de sábila (hoja de Aloe vera) calentado, se hacía una especie de pasta caliente y lo colocaban sobre los furúnculos dos veces al día, durante una semana, los resolvía, incluyendo aquellos que no tenían "boca".

Así recuerdo que el jardín de la casa estaba dividido en cuatro parcelas, con los nombres de los puntos cardinales y divididos por unas hileras de Rosas y Margaritas. De las primeras eran utilizados los pétalos para hacer una crema con manteca vegetal, macerando por tres meses, diez tazas de pétalos por ½ kilo de manteca y una pizca de bicarbonato de sodio. Este ungüento se utilizaba para aliviar escozores, irritaciones y para dar masajes en los pies, a los niños pequeños cuando no podían dormir. También los pétalos (a razón de 2 tazas por litro de agua) al ser hervidos por un lapso de diez a quince minutos; luego de colada y guardada herméticamente en un frasco limpio, esta cocción servía como colirio refrescante a la vista. Además de utilizarse esa misma agua para aliviar dolores de estómago o como base para otras infusiones. Las flores de Margaritas, en infusión, se utilizaban para los dolores de cabeza.

En el límite más oeste del jardín, llamaba la atención la Curía, una planta rastrera, de hojas alternas, que parecía una alfombra verde. De sus hojas, una taza, hervidas en agua por diez minutos y colado en un tamiz fino, sacaban un colirio para curar un brote de conjuntivitis, desde el primer día refrescaba la vista, y la mejoría era evidente si se usaba para lavar los ojos, tres veces al día. También servía para aliviar la tensión ocular, prevenir la catarata y liberarse de los orzuelos.

Y fue ese reverencial respeto, esa dedicación al cultivo y al conocimiento, lo que marcó mi vida diaria. Ambas sostenían que las plantas no eran un conjunto de hojas y tallos, en sí eran seres completos, poseedores cada uno de una pulsación única que se debía respetar. Así, al picar una hoja, al desenterrar una planta para usar su raíz, se le daba gracias y se pedía permiso a esa pulsación que era la vida de la planta. Eso permitía una comunión inmediata de las pulsaciones del "curandero" y su vehículo o planta. Lo cierto es que hoy, veo con cierto asombro como una infusión preparada sin ese respeto, a veces no logra el efecto deseado; entonces, la mente científica explica la concentración, los moles y la disolución, pero una mueca en mi rostro me devuelve el respeto a la pulsación de la vida.

Cuando mi Mamá, madrastra, llegó a casa, mis dos hermanos y yo habíamos asumido la falta de la figura materna, de diferentes maneras. Mi hermano, el menor, desarrolló una fuerte asma bronquial; mi hermana, una débil asma y una hiperactividad única, mezclada con cierto grado de agresividad. Yo dejé de comer (simplemente era una tortura tratar de hacerme comer) pero desarrollé un extraordinario apetito por las telas y los plásticos. Fuera de exasperarse, mi Mamá decidió con mi tía probar algunos remedios de su arsenal. A mi hermano menor, se le comenzó un tratamiento con un jarabe de sábila en ayunas, por seis meses, y unas tisanas de frailejón, canela y gordolobo, interdiario. Pero lo que realmente ayudó a mi hermano, fueron los masajes a cuatro manos de mi tía y mi mamá: con una pomada de Romero y Tomillo, comenzaban por dar una friega en la espalda, luego lo volteaban y mi mamá iba enseñando a mi tía:

- ¿Ves? Este lado derecho está más subido que el izquierdo, su cabeza está hacia ese lado y la pierna parece más pequeña.

- Y allí es donde debo dar el masaje.

- No. Debemos comenzar por el lado izquierdo, así, mira.

Y colocaba sus dedos pulgar, índice y medio en el comienzo de la axila izquierda de mi hermano, y apretaba suavemente, dando masajes circulatorios en esos puntos; le pedía que inspirara profundamente y soltara suavemente, para luego deslizarse, como proyectando los puntos sobre el esternón. Repetía esta operación unas tres veces y luego lo hacía sobre el lado contrario, para terminar aplicando el ungüento sobre todo el tórax y abdomen, cubriéndolo con una toalla impregnada de aceite de Eucalipto y Romero. Al año de haber comenzado el tratamiento, los ataques de asma habían desaparecido, y el amor y cuidado dado durante el masaje, habían convertido a mi hermano de un niño tímido y pálido, que deambulaba por los rincones con miedo al esfuerzo, en un niño brillante e inquieto, como todo niño sano.

A mi hermana (para el asma le siguieron la misma prescripción) durante las noches, le daban Jarabe de Albahaca (Ocimum basilicum) y Toronjil (Melissa officinalis), que la ayudaba a dormir. Por las mañanas, le preparaban un baño de Brusca (Cassia occidentalis L.), y de Betónica (Betonica officinalis L.), para calmarla y hacer que su "alma conociera la tranquilidad". Además, se hacía una especie de agua, en la que se habían macerado hojas de toronjil, pero que se diluía en jugos y helados, para que se centrara en los estudios. Realmente, la condición de mi hermana dio un cambio sorprendente.

En mi caso, lo primero que hicieron fue colocar entre mis almohadas y sus fundas, hojas de Siempre viva (Helichrysum stoechas), Eucalipto (Eucalyptus globulus Labill), Manzanilla (Chamaemelum nobile), Toronjil y esencia de Lavanda (L. angustifolia, L. latifolia) que, sin duda, me hacían dormir mejor. Y me dieron un jarabe hecho con tintura de rábanos (Raphanus sativus) 20 cc, miel 150 g, gel de sábila 80 g e infusión de flores de Capuchina (Tropaeolum majus) 40 cc, mezclados y guardados en una botella, con una dosis de dos cucharadas en la mañana y dos en la tarde. Además de desparasitarnos dos veces por año con infusión de Pasote (Dysphania ambrosioides) y Toronjil, por cinco días seguidos, o con conservas de coco mezcladas con esas hierbas. Comencé a comer y a dejar de comerme las telas y los plásticos. Además, me dieron el agua donde dejaban remojar un crisantemo durante dos horas; mi mamá decía que combatía la tristeza de la orfandad. Sin duda, los remedios funcionaron pues los tres mejoramos inmensamente.

Un recuerdo cálido que conservo, es el de una fiebre muy alta que me dio, debido a una amigdalitis, cuando tendría unos diez años, sentía que me moriría de escalofríos y de tanto tiritar. Los antipiréticos no producían ninguna mejoría. En medio de la debilidad, vi a mi Mamá y mi tía acercarse, colocaron una bañera de agua caliente con eucalipto y romero, y sentándome en la orilla de la cama, comenzaron a hacerme un pediluvio, sumergiendo mis pies en el agua y mojando incesantemente mis piernas hasta las rodillas; luego, las secaron muy bien. Paso seguido, prepararon unos sinapismos, colocando sobre un pedazo de tela de algodón, una franela vieja cortada, un poco de polvo de café, al que le agregaron un ajo machacado, pimienta negra y canela, un poco de aceite vegetal, y lo doblaron de forma que la mezcla quedaba envuelta; luego calentaron esos sinapismos y los ataron a mis pies, cubriéndolos con unas medias, me acosté y me arroparon. A los pocos minutos, comencé a sudar copiosamente y lo que recuerdo de forma más viva es la sensación de las fuerzas volviendo a mi cuerpo. Es una sensación indescriptible, y nunca más volvió la amigdalitis.

Al despertar al día siguiente, me dirigí al jardín y me di cuenta de que era más que hermoso, era un mundo en miniatura. Destacaba un gran árbol cuyo tronco parecía haber sido lustrado: brillante y liso, Indio Desnudo (Bursera simaruba), cuya corteza la maceraban en cocuy o ron, a razón de dos tazas finamente cortadas, en un litro del licor. Dejaban que se macerara a "sol y sereno" por dos semanas, luego se filtraba y se guardaba. En muchos casos, se guardaba con la corteza adentro, pues mi Mamá sostenía que se concentraba mejor y el espíritu del licor se unía más fuertemente al alma de la planta.

Este macerado de Indio Desnudo se utilizaba para aliviar dolores estomacales y espasmos menstruales, tomando una tacita disuelta en un vaso de agua. Pero el uso más adecuado era en el tratamiento de afecciones de tiroides y obesidad, tomando una cucharada disuelta en agua, dos veces al día por tres meses. También se obtenía del árbol una resina que, secada y pulverizada, se mezclaba con miel para la diarrea más pertinaz. En caso de ictericia por hepatitis o congestión por mala digestión, la corteza se hacía en decocción y se tomaban dos vasos al día, durante dos semanas.

La tierra húmeda tiene un olor característico, un olor a seguridad y a hogar, aun para las personas que habitan en las ciudades. La tierra del jardín se movía y regaba constantemente, por lo que el olor mezclado con los olores de las flores impregnaba las mañanas, era como si la luz del Sol contuviera el calor con esos olores. Como toda buena tierra, el jardín era invadido de monte o malas hierbas, pero mi mamá y mi tía no las desaparecían del todo, sólo las controlaban. Sabían que la raíz del gamelote mezclado con el cadillo (Triumpheta semitribole) y el culantrillo, era un remedio eficaz para expulsar los cálculos renales, y aún más efectivo, al mezclarlos con flor escondida (Phyllanthus niuri L.) usando toda la planta, en forma de tisana y tomando dos vasos al día; también se usaba esta tisana para la hepatitis. Podía substituirse la flor escondida por amor seco.

Era una sensación maravillosa sentirse protegido por el verde perenne de las plantas, guardianes silenciosos, que en manos de aquellas mujeres, adquirían significados casi mágicos. En nuestro vecindario, vivía una mujer flaca, de mirada perdida, cuya tristeza daba miedo. Se decía que, en especial en las noches de luna llena, gritaba y se desvestía, mientras corría de un lado para otro. Para muchos era una maldición, para otros una loca y unos cuantos juraban que era una llorona viva. Una noche mientras jugábamos, ella se asomó a nuestra ventana, despeinada, transformada, totalmente aterrorizada y dando alaridos; nuestra conmoción fue grande. Mi Mamá la agarró suavemente, la convenció con un abrazo y una manta, y la hizo entrar a la casa. La recuerdo medio desnuda, sudando copiosamente, con una respiración muy acelerada. Yo quedé paralizado, me aterraba moverme y llamar la atención de esa mujer. Mi tía que había corrido a la cocina, trajo una cebolla picada en cuatro y se la dieron a oler, pegándosela a la nariz.

- Respira profundo – dijeron ambas.

Y muy pronto la mujer comenzó a tranquilizarse y relajarse. Mi tía nos explicó que no había nada qué temer, que era un desorden emocional, una especie de histerismo. Le pidieron que cada vez que se sintiera angustiada, picara una cebolla y la oliera profundamente o colocara el zumo en sus fosas nasales. Mientras mi tía hablaba, mi mamá le había preparado un baño de albahaca, manzanilla y pétalos de rosas en la bañera, la condujeron al baño. Y luego, le dieron a tomar albahaca con cayena (Hibisco ssp) pidiéndole que lo tomara todas las noches, durante un mes. Desde aquella noche, la llorona no volvió a oírse en la vecindad.

Pero la cebolla no sólo ahuyentó a la llorona, también ayudó a librarse de una neuralgia de años que mantenía postrada a nuestra vecina, la señora Antonia, recomendándole para ello nada más y nada menos que un *enolito*[1] de cebolla. Sí, un *enolito* de cebolla, para fabricarlo se toman tres cebollas grandes y se pican en pequeños trozos colocándolos en una botella, se le agrega un litro de vino tinto y se deja macerar por diez días; al cabo de los cuales, se cuela y se guarda en la nevera. Se toma una copita al mediodía, después del almuerzo por un mes. La neuralgia desapareció para siempre. Y ni qué decir de la efectividad de la cebolla para los dolores de oídos y/o sordera, para esto se licuaba una cebolla y con un paño fino se colaba el zumo y se colocaba en el oído, que se tapaba con un tapón de algodón por unas horas o podía empaparse el algodón en el zumo y se tapaba el oído con él.

Si alguien nos visitaba los últimos de mes, podía encontrar el olor de las cebollas mezclado con el olor del cobre, pues el zumo también servía para pulir el metal o para limpiar el vidrio muy sucio y manchado. Y si se iba de excursión, se mezclaba ese jugo con 100 cc de alcohol y 10 cc de aceite de romero, tomillo y poleo, utilizándose como repelente, bien fuera esparciéndolo en el ambiente o aplicándolo sobre la piel. La

[1] Enolyto: del griego *eno*: vino y *lytos*: soluble. Vino medicinal.

cebolla también formaba parte de muchas fórmulas para la hipertensión, la diabetes y los problemas de circulación. Era una planta segura en el jardín y sagrada en la cocina de mi casa.

Aún hoy en día, puedo encontrar muchas plantas de Sábila en el jardín de mi casa; se mantienen allí erectas, intactas, como en los días de mi infancia y adolescencia, cuando sus hojas eran arrancadas para colocar el gel sobre algún golpe o quemadura, y más tarde, para tratar el acné juvenil en nuestras pieles. También me devuelven la reverencia que mi tía les tenía; siempre dijo:

- Dios bendijo las plantas, pero a la Sábila la tocó con su aliento.

Y realmente, era una maravilla. Mi Padre contaba una y otra vez, que hubo un tiempo de suma pobreza y lo único que subsistía era la Sábila, y, en ese tiempo él y su familia aprendieron a comerla asada o como parte de la dieta. Eso me recuerda que es normal, aún hoy día, comer en casa "pescado de tierra" o "merluza verde" que no es otra cosa que cristal de Sábila bien limpio y picado muy fino, aderezado con ajo machacado, aceite de oliva y limón, empanizado con huevo y harina. Los trozos se fríen y se comen con arroz y vegetales; tiene muy buen sabor y es un excelente depurativo y corrector de la digestión.

Además de esta "delicatesse" que se puede hacer, la Sábila se utiliza para los más diversos males. Hay una forma muy sabrosa de consumir la Sábila, en forma de jarabe, y sirve para inflamaciones de todo tipo, dolores articulares y para bronquitis y gripes. Se necesitan tres pencas u hojas de Sábila grandes, se les quita la piel o concha y se lavan sumergiéndolas en agua limpia por una hora o se colocan debajo del chorro de agua, éste es el cristal limpio. Luego se licua con medio kilo de miel y tres cucharadas de caña clara o cocuy (se puede usar whisky). De este jarabe, se toman una cucharada en la mañana antes del almuerzo, y otra cucharada en la noche, media hora antes de la cena, por quince días en caso de gripe, asma o bronquitis. Como coadyuvante en el cáncer y para aliviar algunas de sus molestias, este jarabe se toma tres veces al día, antes de comer. También se usan los vahos del gel para destapar las fosas nasales y combatir la sinusitis.

Un día, cuando ayudaba a mi Tía a cocinar, me quemé la mano y ella inmediatamente tomó un poco de cristal de sábila y lo colocó en la parte afectada. No sólo me alivió, sino que no se me hizo ampolla. La sábila se ha utilizado desde hace años en las quemaduras; incluso, en las muy severas. Mientras pasaba el dolor, mi Tía me contó cómo el jugo de sábila, una mezcla de cristal de sábila mezclado con igual cantidad de agua, y tomado en ayunas, le ayudó a liberarse de una gastritis que impidió su matrimonio hacía años. Y es que la acidez combinada con una mortal flatulencia la atacó de tal forma el día de su casamiento que dejó plantado al futuro esposo, quien no admitió ni una palabra de su explicación. Y, después de pasar el dolor y la pérdida, decidió probar la sábila para curarse de la acidez que, quizás, ya era una úlcera. La acidez curó pero el corazón de mi tía jamás volvió a latir por otro pretendiente, me lo decía su andar lento con una cadencia de tristeza antigua. Mi mamá siempre quiso darle agua de flor de Sábila con flor de Maguey para alejar los fantasmas del pasado, pero mi tía decía que eran sus fantasmas y había aprendido a vivir con ellos.

Otro uso de la sábila era para la caída del cabello, para ello se licuaba el gel obtenido de una penca con un cuarto de litro de infusión hecha con dos cucharadas de romero y una de canela molida. Se friccionaba el cuero cabelludo con esa loción, media hora antes de lavar el cabello. Si era caspa, se cambiaba la canela por cola de caballo trozada. Recuerdo que en el congelador de la nevera siempre había pequeños trozos de cristal de sábila, cortados en forma de óvulos, para la salud íntima de las mujeres. Siempre se los obsequiaban a las amigas, haciéndoles ver lo necesario de cuidar sus partes íntimas. Estas dolencias y las hemorroides eran las más difíciles de confesar. Para los hongos e infecciones íntimas, se le sugería a la mujer que fuera al médico, pero también se le pedía que se hiciera baños de asiento con manzanilla, cola de caballo y una cucharada de yogurt natural, por unos diez minutos, dos veces por semana y luego utilizara el óvulo de sábila. Para las hemorroides también se sugería un baño de asiento pero con Divi-divi (Caesalpinia coriaria) y Caléndula, por diez minutos y luego colocar el óvulo o gel de sábila, por diez noches consecutivas; por lo general, las hemorroides no molestaban tanto tiempo y tardaban en aparecer nuevamente, si es que lo hacían.

Al llegar a la pubertad, también llega el acné; y yo me llené hasta la espalda. En mi caso, se utilizó el Áloe o sábila para curarme; como primera medida, me daban una cucharada de gel en ayunas. Luego, vendrían las fórmulas: derritieron jabón de glicerina en baño de María, y al estar en forma líquida, le agregaron tisana de caléndula y árnica, bien cargada, y añadieron hojuelas de avena directamente al jabón, una cucharada por cada doscientos gramos, colocándolo en moldes para dejar enfriar. Con ese jabón lavaba mi rostro, para luego aplicarme cristales fríos sobre el rostro, los dejaba diez minutos y clarificaba con abundante agua, eso lo hacía en las mañanas y en las noches. Sólo que en la noche utilizaba un tónico hecho con un cuarto de litro de tisana de Saúco y raíz de Zarzaparrilla, mezclado con agua de pepino licuado y colado en tamiz muy fino, con quince gotas de vinagre y otras tantas de alcohol; guardado en la nevera duraba de siete a diez días. Lo dejaba secar y colocaba una crema de aloe: que eran doscientos gramos de crema fría o *unibase*, comprada en la farmacia, tres cucharas grandes de gel de sábila, una pizca de bicarbonato y veinte gramos de sebo de ovejo; se le puede agregar unas gotas de aceite de manzanilla y/o lavanda. El acné desapareció y no quedó ninguna cicatriz; además, la última crema también era la fórmula anti-edad de mi Tía.

La Sábila también poseía propiedades espirituales, según mi mamá, era capaz de ahuyentar las "malas vibraciones" y de absorber cualquier mal pensamiento de envidia y rencor. Si se colocaba junto con la ruda en un negocio, seguro prosperaría. Recuerdo que detrás de la puerta de entrada a la casa y en la puerta que daba al patio, estaban colgadas sendas matas de sábila. Su raíz atada por una cinta de siete colores, colgaba de un pequeño clavo. Las matas siempre estaban algo dobladas, buscando su tropismo natural, pero lo más sorprendente es que no morían, podían durar años antes de que mi Mamá o mi padre decidieran cambiarla o porque se habían secado, cosa que si sucedía la planta entera era quemada y substituida más que inmediatamente. Para mi Tía y Mamá, la sábila emitía susurros que si eran captados podían decirte sus secretos o alertarte de alguna mala vibración. Verdad o mentira, lo que sí era cierto eran los innumerables usos que la sábila tomaba en las mentes y manos de estas dos mujeres: para la afonía, asar la penca de sábila y extraer el jugo por presión, mezclarlo con una cucharadita de polvo de cúrcuma y tomar una cucharadita en ayunas, por tres días. Para purgar, tomar unas diez gotas del amargo o acíbar en agua durante la noche, antes de acostarse. Incluso, se podía hacer un Champú de Sábila y limón para la caspa, seborrea o caída de cabellos, para ello bastaba con mezclar el gel de una penca de Sábila con parte igual de Champú y el zumo de la mitad de un limón y usarlo una vez por semana.

Había momentos en los cuales mi Mamá parecía asfixiarse con la ciudad, entonces comenzaba a caminar descalza, para sentir la tierra del jardín en la planta de sus pies y así sentirse mejor. Mientras limpiaba y trasladaba las plantas de un lado a otro, sus ojos buscaban el cielo limpio, parecía querer alzar vuelo en busca de libertad. Y así lo hacía, nos hacía empacar y nos íbamos de viaje a la montaña. Acampando en medio de los árboles, mi mamá volvía a la vida. Abrazaba los árboles que encontraba a su paso y había que estar pendientes de ella, ya que se distraía tanto buscando entre los montes que, a veces, parecía que pudiera perderse. Y su rostro volvía a iluminarse.

En una de esas excursiones hacia la montaña, conocí el Yagrumo, o árbol del Perezoso, cuyas hojas verdes se utilizan para adelgazar, e incluso, para la hepatitis. Pero es un árbol muy alto y sólo son útiles las hojas verdes. Y aprendimos a "encaramarnos" en los árboles, trepando como monos, para así aprovechar al máximo las propiedades de los grandes árboles.

Pero no eran los grandes árboles los únicos en tener propiedades, también los arbustos y las herbáceas tenían sus secretos que, en las manos y voz de mi mamá, eran mágicos. En muchos de los viajes también nos acompañaban mi Tía y mi papá, ambos tenían mucho que enseñar en las montañas. Utilizábamos incluso, platos hechos con totuma, y los cubiertos eran de madera. La primera vez que vi un árbol de totumo (Crescienta cujete), me pareció una curiosidad, era un árbol no muy grande, pero que poseía grandes frutos colgando, parecidos a auyamas de forma ovoide. Los mismos se agarraban y se les extraía la pulpa, una gelatina con semillas, y se dejaban secar. La pulpa podía servir como emoliente para la piel, untándola directamente, pero la sensación no es muy agradable; hervida en decocción y colada, sirve para la fiebre y como expectorante, tomando una tacita una vez al día. Si se toma más de una taza, es un laxante suave. A los frutos ya secos, se les puede abrir un agujero por donde estaba el ápice y, una vez curado, se le agrega agua caliente salada, se deja reposar por un día, y se repite esta operación durante unos cinco días, sirve para preparar un suero de leche, de especial gusto, al cual se le agregaban ajíes para acrecentar su sabor.

En los viajes a las montañas, conocí algunos de mis árboles favoritos entre ellos, el apamate (Tecoma rosae Bertol) que perdía sus hojas en marzo y se vestía en junio; estas hojas se recogían para utilizarlas en infusión para fiebre. También el cedro (Cedrelo odorata) que, además permitía obtener un aceite de olor muy agradable. Para ello, mi mamá colocaba corteza y madera del árbol en aceite mineral o aceite virgen, por cerca de seis meses, enterrados en vasijas herméticas, para luego sacarlas y utilizarlo para repeler mosquitos pero también, para dar masajes cálidos y drenantes de celulitis, y estimulantes de la circulación. Con las hojas se hace infusión: cinco hojas picadas en medio litro de agua, tomando lentamente, se alivian los dolores de muelas y oídos; infusión que posee un gran poder contra la diarrea; tomado dos veces por semana, sirve para superar los problemas de gastritis. La corteza en decocción, la utilizó una vez mi Tía para ayudar en el parto de una primeriza que tenía la fecha de parto atrasada y, a la media hora, comenzó el trabajo de parto. Y, otra vez, la vi usar la misma decocción para la fiebre. Cuando mi hermana estuvo muy enferma con bronquitis, mezclaron el látex y la resina de cedro, una cucharada de cada uno, con medio kilo de miel y cien mililitros de gel de sábila y se lo dieron a tomar a razón de tres cucharadas por día, durante diez días. No sólo se curó, sino que expectoró gran cantidad de flema, y hasta el día de hoy es raro que le dé gripe. También para las manchas blancas de la piel, se utiliza la raíz en cataplasma, hecha con agua y vinagre blanco, y aplicada durante varios días.

En la montaña, durante nuestras correrías, jugábamos a "escondidas" subiendo a los árboles o escondiéndonos tras algunos matorrales, momentos en los cuales mi Mamá estaba muy pendiente pues aseguraba que entre el monte vivían elementales capaces de jugar y burlarse de la gente, y aunque siempre habló de ello, nunca notamos intención de asustarnos. De esa época, recuerdo las guayabas más dulces que he comido, a lo mejor porque el gusto de los niños es más activo y lo acompaña el placer del momento. La guayaba (Psidium guajaba L.) es el fruto del guayabo pero además, de los batidos o jugo del fruto que, a decir de mi tía era normal que tuvieran gusanitos, la guayaba era un arma ideal contra las amibas y su cuadro de diarrea y malestar: con las hojas se prepara infusión y se toma tres veces al día. Cuando el cuadro era muy fuerte, se usaban las hojas, las cortezas y las conchas de otro fruto muy sabroso la granada, en decocción en un litro de agua y se toma durante todo el día.

La granada (Punican granatum L.) es también un fruto dulce, aunque un tanto fastidioso de comer, pero con un especial efecto sobre las tenias, solitarias y diarreas. Para un buen resultado se utilizan corteza, hojas, flores, cogollo y cáscara del fruto en decocción, dos litros de agua que se dejan reducir a un litro, se cuela y se toman cuatro tomas al día, la primera de las cuales debe ser en ayunas, y las otras, repartidas durante el día; esto durante cinco días. Si existen complicaciones con solitaria, se debe tomar, el último día, un aceite purgante con ricino o dos cucharadas de aceite de oliva.

Pero no eran sólo los grandes árboles, o los medianos arbustos los que poseían grandes propiedades; si uno miraba al suelo, podía encontrarse con plantas como el Llantén (Plantago major L.). Se utiliza desde sus raíces hasta sus semillas; una infusión de llantén utilizada como enjuague, previene y cicatriza las aftas bucales rápidamente. Si las hojas verdes y picadas se maceran a razón de cuarenta gramos de hojas por cien cc de aceite mineral, se utiliza para hongos en la piel. La raíz pulverizada y mezclada con manteca de cacao, en baño de María, y aplicado dos veces al día sobre pequeñas verrugas, las desaparece al cabo de pocas semanas. En amigdalitis se puede utilizar una infusión hecha con treinta gramos de las hojas de llantén, en medio litro de agua salada y se realizan gargarismos, dos veces al día.

En un tiempo, como lo dije anteriormente, ante un brote de conjuntivitis, mi Mamá usó curía como tratamiento y le recomendó a un amigo, a quien se le habían complicado mucho los ojos irritados, que primero se lavara los ojos con infusión de llantén hecho con cincuenta gramos de la hoja en medio litro de agua, y enfriada en la nevera. Y a ese mismo amigo, cuyo hijo de siete años sufría de otitis, se le recomendó lavar los oídos del niño, dos veces por semana, con una maceración de veinte gramos de llantén en doscientos cc de agua, previamente hervida y enfriada; el niño curó de la otitis. Ahora que recuerdo, la familia de este amigo tuvo mucha suerte de vivir cerca de la casa, pues su esposa sufrió una vez de úlcera estomacal, y no encontraba alivio para su malestar que la sumía en la más completa desesperación. De mal humor, y también con desconfianza, le preguntó a mi Mamá qué podía hacer para aliviar ese sufrimiento, la recomendación fue lo siguiente: de las hojas de llantén, obtener una tacita de zumo y tomarlo en ayunas el primer día del tratamiento, esperar media hora y tomar una infusión de hojas de lechosa con media cucharadita de carbón vegetal en polvo. Y, durante cuatro días, tomas una taza de infusión de llantén, dos veces al día. Repetir esto durante cinco semanas seguidas. La mujer dejó para siempre su cara de mal humor, y se podría decir que rejuveneció.

Si las hojas de llantén se colocan en un frasco seco, exponiéndolo al Sol todo el día, exudan un líquido que es útil para evitar o detener el avance de las cataratas. Para las venas varicosas, quemaduras y picaduras inflamadas, se coloca la hoja en cataplasma. Las semillas pulverizadas, y tomadas una cuchara por vaso de agua, se usan para controlar el estreñimiento. Y el jarabe de llantén es utilizado para problemas de los bronquios, garganta, úlceras pulmonares y limpiar el hígado; este jarabe se fabrica con sesenta gramos de zumo de llantén mezclado con ciento cincuenta gramos de miel, un vaso de infusión de toronjil y el zumo de un limón, se mezclan y se toma una cucharada tres veces al día por veinte días. Hay que recordar siempre que la propiedad más conocida del llantén es la antiinflamatoria, debido a un trauma o enfermedad. Recuerdo la única vez que estuve afónico, y para aliviarme mi tía colocó una hoja de llantén en el fondo de una taza, a la que agregó café negro recién hecho, y lo dejó reposar por cinco minutos, lo tomé y mi voz volvió al cabo de unas cuantas horas.

Existe una plantita, con una flor sencilla pero muy bonita, el Pensamiento (Viola tricolor) que, según mi Mamá, fue la perdición de muchos. Pues si se tomaba un ramillete de estas flores y se mezclaban con romero, y se hacía una infusión en un litro de agua, y se lograba darle una taza mezclado con miel, al ser amado, irremediablemente llevaría a la persona en sus pensamientos para siempre. Cierto o no, la planta es muy útil en el momento de querer depurar el organismo tras una enfermedad infecciosa o una gripe muy fuerte, utilizando la infusión preparada con las hojas. Con las flores, la infusión se utiliza para la pañalitis.

Uno de los problemas más grandes que tenía el novio de mi Nana, era el cigarro; este hombre olía a tabaco siempre, aún hoy me pregunto cómo ella lo besaba. Lo cierto es que cuando planeaba casarse, decidió que también quería dejar de fumar; para ayudarlo con su voluntad, mi tía y mi Mamá le dieron a tomar agua de flores de Pensamiento maceradas toda la noche al sereno, por siete días. Y para dejar de fumar, utilizar la decocción de cuarenta gramos de hojas y flor, en un litro de agua, tomando un vaso diario para limpiar los bronquios y los pulmones, depurar la sangre de la nicotina y calmar la ansiedad de la abstinencia. Además de reducirle el consumo de azúcar blanco y darle clavitos aromáticos para masticar, cuando pensara en el cigarrillo. Nunca he visto fumar otra vez, al actual esposo de mi Nana.

Para evitar los embarazos, se le recomendó a mi Nana utilizar una mezcla de semillas de Acacia pulverizadas, mezcladas con higos, en proporción de uno a uno, y guardar la mezcla en la nevera. Al usarlo, se colocaba un pedazo de mezcla del tamaño de una aspirina, mojado en yogurt, al fondo de la vagina.

Otra de las plantas que podían encontrarse en forma silvestre en esa montaña maravillosa, era la Ruda (Ruta graveolens L.) de la cual también había en la entrada de nuestra casa. La ruda era una de esas plantas maravillosas, que eran capaces de desaparecer miedos, aumentar la fe y hasta hacer que una persona con miedo los olvidara y creyera estar bendecido por los dioses. Con la Ruda, Artemisa y Escoba amarga, se debía uno bañar en casa cada Semana Santa, y, en especial, al mediodía del treinta y uno de Diciembre; esa combinación, según mi Tía y mi Mamá, garantizaba estar libre de cualquier mala vibración energética. Incluso, hubo épocas en las cuales parecían detenerse las cosas, y el ambiente en mi casa se volvía tenso; entonces, quemaban ruda seca con romero en forma de sahumerio para disolver esa atmósfera pesada, y según recuerdo, el ambiente después parecía más liviano.

Bien o mal, la ruda se convertía en una especie de comodín en algunas situaciones y para algunos males. Aunque mi trabajo me permite tener contacto con infinidad de enfermos y situaciones críticas, no es muy común observar casos de erisipela que, para los que no lo sepan, es un proceso infeccioso agudo que afecta la piel y tejido subcutáneo. La ruda con llantén, en cataplasma fría y cubierta por una tela, era el tratamiento que utilizaba mi Mamá, con muy buenos resultados.

En toda familia existen personas que destacan por su nerviosismo o por su constante inseguridad, así era mi Tía menor, la Niña de la familia. Este sobrenombre se lo ganó ya que nunca contrajo matrimonio, a pesar de ser una bellísima mujer; pero, estando comprometida y a punto de casarse, comenzó uno de sus ataques de inseguridad que se fue acrecentando a medida que se acercaba la fecha del matrimonio. Un día fue a visitarla su novio, montado en un caballo, y, al bajarse, ella lo recibió cortando la relación sin más ni más, dándole dos cachetadas y acusándolo de que algún día él le sería infiel y la dejaría con cuatro muchachos, por otra mujer. El novio nunca entendió que ese día la Niña había amanecido con un ataque de verborrea y a punto de pánico. Nunca más quiso saber de ella. Así que mi Tía menor se quedó vistiendo santos; nunca se quejó de ello. Pero lo que era cierto era su nerviosismo y falta de control, que se estaban manifestando ya no sólo en verborrea sino en unos calambres muy fuertes en las noches. Para lograr calmarla, mi Mamá le confeccionó una tisana picando hojas de ruda, hojas de albahaca y toronjil, mezclando todo en un frasco de vidrio limpio y seco, para que tomara todas las mañanas una cucharadita en una taza de agua hirviendo, por un mes y luego, una vez por semana. No sólo disminuyó su nerviosismo, sino que los calambres desaparecieron. Esta misma fórmula se usaba para la disminuir la epilepsia.

Incluso, para la congestión nasal, la infusión de ruda cincuenta gramos en medio litro de agua, ayuda a descongestionarla. Si se sufre de neuralgia puede utilizarse dos cucharadas de hojas de ruda fresca en un litro de agua y tomar un vaso una vez por día, por tres semanas. La ruda provoca la menstruación si se toma por las mañanas y las noches, en forma de infusión bien cargada; por lo que tiene un leve efecto abortivo y deben cuidarse de usarla las mujeres embarazadas. Es un excelente antiflatulento.

La Verbena (Verbena officinalis), al toparnos con esta planta, mi Mamá contaba que la primera de esta planta fue una mujer muy hermosa que no quería perder a su amor ni su riqueza, así que le pidió a una sabia que la ayudara. La sabia le advirtió que si su amor se daba cuenta del hechizo, la dejaría para siempre y perdería todo. Ella no se asustó ante esta advertencia, contestó que ante Dios su amor y comprensión serían para siempre, y así se sometió a un duro ritual en el cual aceptó todas las condiciones. Durante un tiempo fue feliz y muy próspera pero una noche su esposo le observó algo raro, sus manos y pies no eran iguales unos a otros, sus dedos eran como dentados y los de los pies parecían palmas de gansos. Llorando, le confesó su pecado, y su amor la abandonó llevándose toda la riqueza. Murió la pobre en la más completa soledad, con las manos y las puntas de los pies hacia el cielo; de sus dedos brotaron pequeñas flores rosadas, lilas y blancas, en cuya esencia aún vibra la capacidad de generar amor y comprensión. Por eso, cuando un niño es muy tremendo, a lo mejor es porque le ha hecho falta un poco de amor o el amor que le tienen es muy asfixiante, y para ello se baña en una tina con infusión de verbena, así el amor y la capacidad de comprensión se acrecientan y el niño se vuelve más suave y centrado.

Fuera de este uso tradicional, la Verbena me la dieron a tomar cuando sospecharon que podía tener anemia y para aumentar mi apetito, cuando adolescente. Para ello, mi Tía hizo un vino de Verbena, con un litro de vino tinto, doscientos (200) gramos de raíz de verbena picada y la cáscara de una naranja amarga; se macera por una semana y se toma una copita antes del almuerzo. Agregaré que si a este vino se le añaden flores y raíces sus propiedades aumentan. Y pasa a ser tónico para el cansancio, útil en problemas urinarios, sedante, antiespasmódico y digestivo. También para los cálculos biliares y problemas hepáticos, se hacen en decocción ciento cincuenta (150) hojas, flores y raíz, en un litro de agua, y se toman dos vasos al día, por diez días.

Recuerdo otra planta humilde, pero con grandes propiedades en sí: la Borraja (Borrago officinalis), considerada mala hierba y casi ignorada desde siempre. La borraja es una de las plantas que mis queridas mentoras utilizaban a nivel energético, casi se diría esencia floral. Se tomaba la flor de la borraja, y se colocaba en un frasco transparente muy limpio, con el agua recogida de un "agua viva", y dejada a la luz de la luna llena, filtrada, se le da a tomar a algún adicto, bien sea alcohol, drogas o relaciones, durante veintiún días de cada mes, dejará el vicio y encontrará su centro. Lo utilizaron más de una vez y el promedio de sus buenos resultados era envidiable. Y otra de las cosas que la borraja hace es eliminar la tos seca y persistente; para ello, se hace decocción de las flores y hojas, y se toma una taza diaria por diez días. Si se tratase de bronquitis, se usan las hojas secas, a razón de veinticinco gramos por medio litro de agua. Tomar dos veces por día. Puede incluso, prevenir los brotes del herpes al tomarse la infusión de flores por varios días. Y ayuda de esta misma forma, a disminuir las molestias por cálculos en la vesícula.

En la montaña, nuestros momentos más mágicos eran cuando nadábamos en los pozos de los ríos. Parece mentira, pero no es sólo el nadar en esas aguas, sino el sonido de la montaña, que pareciera un sonido lejano. Arropa y cubre todo en esos lugares, provocando una relajación muy benéfica para la salud de todos. Pero incluso en el río, en sus piedras y troncos de árboles, se podía conseguir remedio para el catarro, afecciones de la piel e incluso amigdalitis; para ello se recoge la flor de piedra o liquen (Parmelia caperata) y se hace una infusión en un litro de agua, haciendo gárgaras para la amigdalitis o tomando una taza diaria para las otras afecciones.

Y las comidas, sopas y hervidos a la orilla de los ríos siempre contenían culantrillo de pozo (Adiantus capillus), recién cogido, que le daba un olor único a las comidas y se le agregaba al final de la cocción. Así, de esta forma, además de lo sabroso de la comida, servía para prevenir la gripe y los ardores de garganta, además de ayudar a las obstrucciones del hígado, diarreas e incluso, deficiencias renales.

Si al culantrillo se le agregaba canela y romero en medio litro de agua y una cucharada de vinagre, macerándolos por tres semanas, podía detener la caía del cabello, usándolo como fricción del cuero cabelludo dos veces por semana, además de darle brillo y vida.

No importaba adónde viajáramos, las plantas siempre ofrecían su saber; era como si le gritaran a mi Mamá y mi Tía: "tómame, sirvo para..." y había que oír a esas mujeres emocionadas, invadidas de naturaleza viva. Una vez nos encontramos con un árbol de coco de mono (Lecytis ollaria) y casi buscan la forma de trasplantarlo al jardín de la casa, a pesar de estar a más de trescientos kilómetros de distancia. El coco de mono era el ingrediente activo de una crema para después de depilación, que retrasa y debilita el crecimiento de los vellos. Su nombre deriva de que los frutos parecen pequeños cocos y son consumidos por los monos y, según la tradición popular, al éstos limpiarse el resto en sus cuerpos, los pelos se les caen dejándolos calvos. Se utiliza además, el agua de este fruto, uno por litro de agua, macerado toda la noche y tomado durante el día, para curar el asma. Para la crema, se usa cera de abejas, unos cincuenta (50) gramos, bórax media cucharadita, decocción muy fuerte de coco de mono, a la cual se le ha agregado bicarbonato de sodio, una pizca y unas hojas de menta, se debe dejar reposar y colar de tal forma de no utilizar un precipitado que queda en el fondo del recipiente. Se derrite la cera de abejas en un poco de aceite de oliva o aceite de germen de trigo, mientras se calienta la decocción de coco de mono y se le agrega el bórax. Al estar derretida la cera, se le agrega la decocción, lentamente, y se revuelve. Realmente queda como una emulsión que hay que agitar antes de usar. Se usa después de depilar, hay que acotar que es una loción suavizante y muy astringente, que no sólo retrasa el crecimiento y atrofia los vellos, sino que le da una tersura especial a piel. Por cierto, se puede agregar esencia o aceite de manzanilla o rosa para darle buen olor. No es necesario decir que mi bolso pesaba casi una tonelada más al regreso a casa.

Lo que más agradezco a esas dos maravillosas mujeres es haberme inculcado el amor por la Naturaleza, hacerme necesario el salir corriendo varias veces al año e internarme en los jardines de nuestro país, a comprender la sencillez de las cosas y sus interrelaciones: ninguna planta vive ni puede vivir aislada, ningún ser tampoco. Y es en esa interrelación donde se encuentra la respuesta para la paz y la libertad.

Nadie es tan libre como el que duerme en su chinchorro, a la sombra de un árbol, oteando de vez en cuando el horizonte lejano, así me lo enseñaron, y de vez en cuando eso se me convierte en una urgente necesidad de satisfacer. Para recordar y vivir mi participación directa en toda esta creación perenne del Universo, como lo enseñaba mi Mamá, cuyo contacto con las plantas, con las aguas, el aire, la tierra y el cielo, se unía con sus ancestros y sus descendientes para ayudar a darle forma al Mundo y a la vida.

Eso es lo que recuerda el "Baile de las Turas", al cual le encantaba asistir y participar a mi madre. Se celebra los días veintitrés y veinticuatro de septiembre, en una población llamada Siquisiqui, al norte del estado Lara, Venezuela, y es un agradecimiento por la abundancia de la cosecha y las cosas buenas que da la tierra. Se tocan las turas, que son unas flautas hechas con carrizos y los cachos hechos de cráneos de venados, acompañados de las maracas; en un momento de la celebración, los asistentes van al árbol de la "basura" y allí pelan los jojotos y caña de azúcar como ritual para la prosperidad, luego sigue la fiesta. Allí se toma cocuy de penca, su parte basal llamada pelonas, hecho con Agave cocuy, fabricado en alambiques caseros y algunos hoy semi-industriales; los más jóvenes tomábamos guarapo de papelón y limón y algunos más entrados en edad podían tomar guarapo de Semeruco (Malpighia emarginata), llamada en algunos otros países acerola, que es un fermentado con bastante grado de alcohol.

Por cierto, las hojas del agave calentadas sobre una plancha, exudan un líquido algo viscoso, si se toman dos cucharaditas de ese exudado en agua o jugo de lechosa, o incluso con vino, previene de enfermedades de la próstata. Si ya se sufre, se necesitan cuatro cucharadas al día del exudado de agave, tomándolo con jugo de lechosa o piña. Al mezclarse dos cucharadas del exudado en un poco de agua y unas gotitas de jalea real, tomado por un mes, ayuda a superar la impotencia.

Y de vuelta en el jardín, podría nombrar las mentas. Diferentes tipos de menta que se empeñaban en cultivar todas juntas. Las mentas, además de un olor muy especial, son muy útiles en cuanto a ser utilizadas como antiespasmódicos, contracciones musculares, inflamación y gases estomacales y neuralgias; para ello, se toma la infusión dos veces al día. Para aliviar los pies adoloridos, basta con frotar su aceite o las hojas sobre la planta de los pies. Las hojas de la menta deben estar limpias y sanas para ser utilizadas, no deben tomarla mujeres embarazadas, ni que estén amamantando, pues disminuye la producción de leche materna. Y no se debe ingerir muy seguido en grandes cantidades pues puede desencadenar alergias y/o temblores en el cuerpo; además, adormece un tanto la libido.

Y es que, en realidad, no podría olvidar nunca el olor a tierra mojada, del mastranto, del culantrillo, del romero y del monte, mezclado con las risas y los cuentos de mi niñez. Hay tantas anécdotas como plantas útiles existen, y algunas se enumeran en la siguiente parte, de manera ordenada. Sería imposible hacer un inventario de las plantas y todas sus propiedades, pero he tratado de citar su uso más importante y la manera de aprovecharlas más eficazmente.

LAS PLANTAS MEDICINALES

Guía fácil

PREPARACIONES Y CONSERVACIÓN DE LAS PLANTAS

Por lo general, las plantas se preparan en diferentes formas, las más comunes son la decocción, la tintura y las cataplasmas. Y las formas de presentación comerciales: cápsulas, pomadas y/o jarabes.

LA INFUSIÓN

Es un procedimiento mediante el cual se le extraen a las partes blandas de las plantas (hojas, flores, tallos tiernos) las sustancias activas. Se utilizan, como regla general, 2 a 3 cucharaditas de las plantas, agregadas sobre agua hirviendo; se apaga de inmediato el fuego y se deja reposar 10 minutos, cubriendo con un pañito o papel absorbente. Se puede endulzar con miel, azúcar negro o papelón. Una de las infusiones más conocidas es el té.

DIFERENCIA ENTRE INFUSIÓN Y TISANA

Una infusión consiste de una bebida que se prepara a partir de **agua muy caliente, pero que no ha llegado a hervir**.

Esta se coloca sobre las hojas secas, flores, granos o lo que fuere que se quiera consumir. Se deja reposar, se tapa, se filtra y se bebe. Caso contrario, **la gran diferencia que existe con las tisanas es que en este caso el agua sí llega a punto de hervor**. Incluso lo normal es que varias hierbas que puedan ser parte de esta bebida conlleven varios minutos de ebullición para que el agua interactúe con los principios activos de las plantas en cuestión.

LA DECOCCIÓN

Es el proceso de extraer los componentes medicinales de las partes duras de las plantas (raíces, semillas y corteza). Se utilizan generalmente, 3 cucharadas de la parte a usar y se deja hervir 10 minutos; en algunos casos, hasta 20 minutos. Se deja reposar otros 10 minutos.

CATAPLASMA

Es la aplicación externa de las plantas y sus diferentes formas de uso bien sea en contacto o no con la piel.

Puede hacerse de dos maneras: aplicando gasas o paños empapados en infusión o decocción de la planta. O, también, directamente la planta sobre la piel, para esto es ideal utilizar vinagre tibio sobre la planta, previamente triturada, y vendar luego. Dejar por 15 a 30 minutos.

TINTURA

El vehículo de las tinturas es el alcohol. Para su preparación en casa se puede utilizar: caña clara, vodka o brandy. Se colocan 40 gramos de hierba por cada 200 ml. De alcohol y se deja macerar por 21 días como promedio. Algunas plantas necesitan más maceración y otras, menos. No deben ser expuestas a la luz solar y deben guardarse en lugar fresco.

ENOLITOS

Se considera un enolito, una tintura en la cual se ha utilizado vino como vehículo para su maceración. Algunos enolitos sirven para fabricar posteriormente jarabes. Los enolitos y las tinturas pertenecen, generalmente, a los Elíxires anteriormente muy usados y conocidos y vendidos de pueblo en pueblo o como recetura de bótica.

JARABE

También llamado sirope o almíbar.

Para preparar un jarabe, se obtiene primero la infusión o decocción de la (s) planta (s) a utilizar, para luego mezclarlo con miel o solución azucarada al 55 %, y agregarle, según el caso, un licor como conservante. El jarabe disimula el sabor desagradable de algunas plantas.

DIÁLISIS

Es una técnica en la que se mezcla la planta bien sea con poco agua o alcohol, o ambos, y triturando, se obtiene una papilla que se filtra con un tamiz muy fino.

POLVOS

Se secan las partes de las plantas y luego se pulverizan hasta convertirlas en polvo, utilizándose en líquido o en cápsulas para su fácil ingestión e incluso para cocinar más rápido partes duras.

LINIMENTOS

Son preparaciones para friccionar la piel y conseguir un efecto penetrante o rubefaciente e incluso, astringente, en el cual se utiliza como vehículo alcohol, aceite, agua o vino. Su uso es sólo externo.

Por lo general, estas son las formas domésticas de usar las plantas. Las presentaciones comerciales deben usarse como indican sus etiquetas, salvo recomendaciones de su médico. Los tratamientos deben tener un lapso máximo de 21 días y descansar 1 semana para retomarlo; así evitará problemas secundarios o adicción o necesidad de la planta.

Las medidas más utilizadas y sus correspondientes equivalencias son:

1 vaso de vidrio / 1 taza grande de 150 cc.

1 puñado de planta seca	50 g (aproximadamente)
20 gotas de agua	1 g
1 cucharadita	40 gotas
10 cc	40 gotas
1 cucharada sopera	15 cc.

La Dosificación también es importante en el uso de las plantas medicinales:

Se tomará como base a una persona de 60 a 70 kilogramos de paso (las que aparecen en casi todos los libros). Con esta base, si se recomienda una taza como dosis promedio, se deduce que:

Para una persona de 80 a 100 kilogramos, se tendría que administrar 5/4 de la dosis recomendada.

Para una persona de más de 10 kilogramos, se le administraría dos tercios de la dosis recomendada.

Niños con peso de 40 kilogramos, se le daría tres cuartas partes de la dosis estándar.

Niños con 30 kilogramos, media dosis.

Niños de 4 a 6 años, un tercio de la dosis.

Niños menores de 4 años y lactantes: consultar al especialista.

Recuerde que la automedicación, aun con plantas, puede ocultar una enfermedad en proceso, o acarrear consecuencias diferentes a las buscadas.

Para problemas crónicos o salud deficiente, consulte a su especialista o médico de confianza.

LAS PLANTAS

Las siguientes descripciones del uso de las plantas se encuentran ordenadas por orden alfabético, primero el nombre común; luego, el científico y, después, algún (os) otro (s) si lo tiene. Sigue una pequeña reseña, luego el uso que está indicado (o las enfermedades para las cuales se recomienda). EL **EMPLEO** se refiere a la forma de administración. Finaliza un llamado a posibles complicaciones.

AJÍ (especie *Capsicum*)

Existen cerca de cuarenta especies de Capsicum nativas del Centro y Sur América; las más conocidas son el ají chirel (*Capsicum annuum* sub esp. *Boccatum*), pimienta cayena (*Capsicum annum* var. *Annum*), pimienta malagueta (*Capsicum frutencens L.*), etc. Es una planta con muchos usos culinarios, pero también con una gran perspectiva médica. En investigaciones recientes, se ha demostrado que el principio activo, la capsaicina, reduce la sustancia P, un mensajero del dolor en nuestro cuerpo, un gran porcentaje de personas que recibieron una crema de capsicina en zonas con dolor, sintieron una disminución estimable del dolor.

USOS

Digestivo, antiséptico, rubefaciente, analgésico, adelgazante.

EMPLEO

- Para las hemorroides: en un vaso de vinagre, mezclar el zumo de tres ajíes, se toma una cucharadita disuelta en agua, dos veces al día por una semana.

- En tintura: tres ajíes por 100 cc de licor, macerado durante una semana, y se toman 15 gotas dos veces al día para aliviar la gota, reumatismo y bronquitis.

- Si se utiliza todo el fruto con semilla en la elaboración de esta tintura, es un potente adelgazante tomando 10 gotas en agua, dos veces al día.

- Como un linimento de cinco ajíes, macerado en 200 cc de alcohol 70 %, para frotar las partes del cuerpo adoloridas por el reumatismo y la artritis. Cuidado pica y arde tanto ingerido como aplicado externamente

AJO (Allium sativum)

El ajo es uno de los elementos "curanderos" más poderosos y eficaz de la Naturaleza. Su uso está extendido por prácticamente casi todo los continentes. Su origen quizás está en Asia y su uso, probablemente, se extiende por 7.000 años

Nos ha acompañado, aún antes de los egipcios, quienes lo citan en el papiro de Ebers, pero podemos rastrear su presencia en la cultura sumeria, hace más de 3.000 años. Aún más, pueden encontrarse en cuevas de hace más de 9.000 años.

Pertenece a una familia botánica muy apreciada, las Amaryllidaceas, que incluye la cebolla, el cebollín y chalotes. Hoy en día, el ajo entra a formar parte de los más variados platos de la cocina internacional.

USOS

Muy usado en gastronomía y cocina tradicional.

Para que el ajo pueda liberar toda su acción, debe ser masticado, machacado o triturado; así, su componente precursor, alina, se convierte en un agente activo: la alicina.

Se usa como antibiótico, en infecciones fungales (hongos) de los pies, tuberculosis, etc. Además, disminuye como ningún otro los riesgos de infartos y/o cardiopatías. Reduce la presión sanguínea.

También es útil en diabetes, para disminuir el riesgo de cáncer, trastornos artríticos, el envenenamiento por plomo y metales pesados.

Estímula el sistema inmunitario y controla la hipertensión arterial como hipotensor, produciendo vaso dilatación de los vasos periféricos, sobre todo de las piernas, ojos y cerebro. Acción útil para tratar la esclerosis cerebral. Efecto antiateromatoso, con estudios comparativos en animales. Efectos sobre el colesterol DLD. Efecto sobre la agregación plaquetaria, en trombosis y coágulos.

EMPLEO

- En infecciones leves, 3 dientes de ajo, 2 veces por día, por 21 días será suficiente,
- Para riesgos cardíacos/ hipertensión arterial: 3 dientes diarios, en las mañanas, servirán para controlar.
- Como coadyuvante en cáncer y otras afecciones, la dosis varía de 3 a 6 dientes diarios, en horas de la mañana.
- La infusión de ajo **no se hierve**, 4 dientes triturados por taza de agua, se deja reposar por 4 a 6 horas. A temperatura ambiente, sirve para tomar y utilizar tópicamente para hongos en la piel.

ALBAHACA *(Ocimum bacilicum; Ocimum Sanctum)*

La albahaca es conocida por su uso en la cocina, especialmente la "salsa al pesto". A través de la historia ha tenido una contradictoria utilidad, lo cierto es que hoy en día se sabe que estimula nuestras defensas corporales, seda nuestro sistema nervioso; es vermífuga, antiespasmódica y alivia el estrés.

USOS

Parásitos, acné, estimula el sistema inmunológico, dolores de oídos y hasta para decaimiento por gripe.

EMPLEO

- En infusión, 2 a 3 cucharaditas de hojas de la planta por taza de agua hirviendo, dos veces al día.

- Para el acné, se aplica la infusión directamente sobre la piel, como astringente, en las noches. Se usa también esta forma de empleo para estimular el sistema inmune, en caso de infecciones.

- Se puede hacer tintura, utilizándola luego, a razón de 10 gotas por taza de agua.

- Para dormir y tener un sueño reparador, se debe tomar una infusión bien cargada por las noches.

- En tintura, cuarenta gramos de hojas en medio litro de alcohol de 60º, macerada por una semana, se filtra. Se toman treinta gotas en agua, antes de las comidas, en caso de dispepsia y flatulencia.

ALFALFA (Medicago sativa)

Los brotes tiernos de alfalfa se hacen cada día más populares en las dietas sanas; ellos contienen todos los elementos esenciales que complementan una buena alimentación. Coma abundante alfalfa, brotes, en sus comidas.

USOS

Prevención de cardiopatías e infartos, arteriosclerosis, cáncer, mal aliento, infecciones por hongos y estreñimiento.

Rejuvenecedor. Efecto anticolesterol. Efecto antihemorrágico, por la presencia de altas cantidades de vitamina K, favorecedor de las digestiones, estimulador del apetito, en anemias. Alto valor proteínico, aminoácidos esenciales. Aumenta la producción de leche en mujeres que amamantan. En cáncer posee cierto efecto antidegenerativo.

EMPLEO

- Use tabletas estandarizadas, según las indicaciones.
- Para infusiones, utilice las hojas secas, 2 cucharaditas por taza de agua, 1 vez por día, usando esta forma para las hemorragias, anemia y colesterol.
- Las hojas frescas pueden utilizarse en infusión como tónico y nutrición para la piel.
- Para el estreñimiento, incorpore los brotes de alfalfa en sus comidas.
- Evite su uso en casos de Esclerosis múltiple o problemas de coagulación sanguínea.
- La alfalfa puede ser un buen alimento en caso de estreñimiento y también en caso de ph ácido.
- Los germinados de alfalfa se comen crudos, cuide sean de cultivo orgánico y que sean certificados para evitar infecciones o parasitosis. Su consumo aumenta las defensas.

ANÍS VERDE *(Pimpinella anisum; Anís estrellado: Illicium verum)*

Otra planta que desde la antigüedad nos acompaña. Hipócrates, padre de la medicina occidental, lo recomendaba para eliminar mucosidades del cuerpo.

USOS

Remedio contra la tos, auxiliar digestivo, problemas de la menopausia, estimulante de la leche materna, inflamación de la próstata (prevención y co-terapia), hepatoprotector.

EMPLEO

- En infusión, para aprovechar todas sus ventajas, se tritura 1 cucharadita de las semillas de Anís por taza de agua. 2 veces por día.

ÁRNICA (Arnica montana)

Es una planta muy común y se encuentra diseminada por el mundo. Se utilizan sus flores y algunas veces, sus hojas. Su uso interno es de mucho cuidado ya que es tóxica, y sólo debe ser recomendada esta forma por el profesional indicado.

USOS

En uso externo para contusiones, traumas, hematomas, neuralgias, reumatismos, tendinitis, estomatitis y amigdalitis.

EMPLEO

- Se usa en tintura para golpes, hematomas, traumas y contusiones, usando ochenta gramos de flores de árnica, trozadas y maceradas por dos semanas, en un litro de alcohol de 60 º, luego colar y usar externamente.

- También en cataplasma y en compresas.
- En infusión de diez gramos de hoja por vaso de agua, se usa como gargarismo para la amigdalitis y en las aftas, no tragar.

BEJUCO DE SANTA MARÍA (Aristolochia trilobata L.)

También llamado "bejuco estrella"; es una liana glabra (sin vellos, lampiña) y muy fuerte. Con pequeñas flores verdes auxiliares.

USOS

Astringente, emenagogo, purgante, febrífugo, menstruación, mordedura de serpiente. Cuidado es abortivo. Puede usarse macerado en caso de pesadillas y de malos sueños, así como para los miedos nocturnos en los niños.

Uso antimálarico comprobado en experimentación.

EMPLEO

- En casos de espasmo: raíces troceadas en vino blanco: 59 g/l, maceradas por una semana y tomar un vasito después de la comida.
- Para las amenorreas, raíces maceradas en vino por veintiún días 70 g. por litro, tomar una copita después de las comidas.
- Paludismo se machacan 60 g del bejuco y se hierben en 2 litros de agua hasta reducirlo a medio litro. Colar y agregar el jugo de un limón. Tomar una cucharada en ayunas, una después de cada comida

y una al acostarse.

- A la anterior receta se le puede agregar miel y jengibre para el cansancio y falta de vitalidad causada por el paludismo.

CACAO (Theobroma cacao L.)

El nombre científico del cacao significa "alimento de los dioses". Las primeras noticias del cacao se remontan a los Mayas, quienes lo dieron a conocer a los Aztecas, los cuales utilizaban incluso la almendra del cacao como moneda, a la vez que la empleaban para hacer una rica bebida llamada *xocolatl*, de fuerte sabor y que daba mucha energía y vitalidad. Pero, además de este nutritivo y muy preciado alimento, el árbol de Cacao tiene otros usos.

USOS

Las hojas de cacao sirven para tratar problemas cardíacos y circulatorios. Fiebre y bronquitis.

EMPLEO

- Se usan 30 g de hojas en un litro de agua, en infusión para problemas sanguíneos y cardíacos, tomando dos tazas diarias; también es un buen diurético.
- Una decocción de la corteza sirve para bajar la fiebre y para tratar los eczemas.
- Se usa chocolate negro para estimular la producción de serotonina y ayudar a la depresión y estados ansiosos.
- Buena fuente de minerales trazas.

CANELA (Cinnamonum zeilanicum; C. cassia; C. saigonicum)

La canela es de origen asiático, dispersándose por todo el mundo. Se tiene referencia de su uso desde aproximadamente 2.700 años a. C. por los chinos, para la fiebre y en algunos casos de diarreas; también es un elemento pita (fuego) en la cultura ayurvédica.

USOS

Bactericida y fungicida (hongos), previene infecciones, es uno entre los más potentes.

Calma dolores en accidentes menores, a la vez que desinfecta, ayuda en la digestión lenta, dolores abdominales y cólicos.

Contrario a lo que comúnmente se cree, la canela reduce la presión sanguínea. También para evitar las caries y el mal aliento.

EMPLEO

- Se utiliza en infusión, 2 cucharaditas por taza, tomar 2 tazas diarias.
- Es excelente si se utiliza como tintura, hecha macerando las cortezas en alcohol de 60º, usando diez gotas en un cuarto litro de agua, dos veces al día para aprovechar sus propiedades.
- En lavados vaginales se usa el agua de canela, macerando tres gramos de corteza en un litro de agua por tres horas a temperatura ambiente, para infecciones por hongos (Candidiasis y otras). Cuidado: La canela en concentraciones altas y aceite es irritante de mucosas y piel.
- Una infusión de canela con limón actúa como los antigripales químicos sin sus efectos secundarios.

CARDO SANTO (Cnicus benedictus L.)

Aunque es nativo de Europa, se utiliza en todo el mundo. Del cardo santo se usa la planta entera sin la raíz.

USOS

Inapetencia, dispepsias, problemas digestivos, edemas, oliguria, hiperuricemia, reumatismos, fiebre, diabetes, etc.

- ## EMPLEO

- Use dos gramos de la hierba seca o cuatro si está verde; agregar a 250 ml (1 vaso) de agua hirviendo y dejarlo reposar quince minutos para hacer una infusión. Tres tazas cada día, y obtenga el provecho del cardo santo.

CILANTRO (Coriandrum sativum)

La Biblia nombra al cilantro, también los griegos y romanos en su escritura y los hombres de hoy hemos visto sus propiedades medicinales y utilidad culinaria.

USOS

Ayuda en digestiones lentas, previene las infecciones por hongos y bacterias; contra inflamaciones de la artritis y para ayudar a controlar el nivel de azúcar en la sangre. Tranquilizante.

EMPLEO

- Para sus propiedades, se utilizan las semillas, 1 cucharadita por cada taza de agua. Tomar 2 veces por día.

- Las hojas también pueden utilizarse como antiespasmódico, haciendo una infusión con quince gramos de hojas en un vaso de agua.

- También el jugo obtenido del cilantro mezclado en un poco de licor es un excelente cordial que ayudará a la digestión y evitará gases y dispepsia.

CLAVO DE OLOR (Eugenia caryophillata; Syzigium aromatica)

El clavo es la semilla de un árbol aromático de Asia que llega a Europa, como un lujo, en el siglo IV. Hildegard von Biggen, la abadesa del Medioevo, lo nombra en sus recetas. El clavo tiene ahora una función muy especial en la dulcería internacional, gracias a su olor tan agradable.

USOS

- Dolores dentales, anticaries, inflamaciones de encía, mala digestión. También como antiséptico. Además de coadyuvante en la diabetes.

EMPLEO

- En infusión, 2 cucharaditas por taza de agua, 3 tazas por día como antiséptico y digestivo.

- Como coadyuvante en la diabetes un cuarto de cucharadita en la mañana en una taza de agua hirviendo, que puede ir acompañada de otras hierbas.

- Una solución más fuerte o tintura, hecha con cincuenta gramos de clavo de olor y medio litro de licor (ron, whisky, etc) macerado por diez días. Diez gotas en un vaso de agua, para usarse como enjuague bucal. Muchas investigaciones no recomiendan el uso de alcohol para enjuague bucal, por ello puede macerarse el clavo en una solución de tres partes de agua y una de glicerina, respetando el tiempo de maceración.

COLA DE CABALLO (*Equisetum arvense*)

La cola de caballo es una de las pocas plantas medicinales que se remontan a los tiempos pre-históricos. Además de su efecto diurético, la Cola de Caballo contiene infinitesimales cantidades de calcio, magnesio, cromo, hierro, manganeso, potasio y oro, por lo que es altamente remineralizante, a la par de contener agentes antiinflamatorios de mucha utilidad en artritis y artrosis. También es hepatoprotector y antituberculoso.

Al principio se utilizó para pulir superficies; luego, para curar heridas. Ahora es uno de los mejores remedios naturales multipropósito que poseemos.

USOS

Artritis, problemas de riñones, diurético, retención de líquido, problemas hepáticos, caída del cabello,reumatismo, osteopenia y para prevenir la osteoporosis.

EMPLEO

- Se usa en infusión, 1 ó 2 cucharaditas por taza de agua. Tomar dos veces al día.
- También se encuentra en cápsulas, que deben tomarse de acuerdo al

etiquetado.

- **PRECAUCIÓN**: No debe ser administrada a mujeres embarazadas ni a personas con problemas crónicos renales.

CONSUELDA (Symphytum officinale)

La consuelda también conocida como suelda hueso, oreja de asno, sinfito.

USOS

Su raíz se usa para ablandar tumores. Y, en emplasto, la planta entera.

EMPLEO

- En emplasto, para dislocaciones, mezclándolo con agua y vinagre se coloca sobre la parte afectada. O las hojas machacadas con aceite de oliva y colocadas como emplasto sobre el esguince.
- Para curar quemaduras, un emplasto de hojas frescas bastará.
- La decocción de la raíz se usa para la hemorragia de la mucosa pulmonar u hemotopsis, hirviendo 25 gramos de la raíz en medio litro de agua por veinte minutos, tomar dos tazas al día.

COROCILLO (Cyperus corymbosus Rottb)

Es una hierba buscada por su rizoma, ya que posee propiedades refrescantes, tranquilizantes y diuréticas.

USOS

Se usa como diurético suave, desintoxicante en general.

Ayuda a drenar la linfa, antihipertensivo, para las menstruaciones dolorosas y febrífugo.

Se puede usar como diurético suave y como parte de tisanas para tratamientos de adelgazamiento. El corocillo tiene un muy buen sabor y se puede endulzar con miel como bebida refrescante y digestiva.

EMPLEO

- El rizoma se usa en decocción, una cucharada del rizoma rayado por taza de agua, se toma una vez al día, para la hipertensión, desintoxicante, antiespasmódico y fiebre.

- Si se raya el rizoma en leche caliente y se toma, detiene la diarrea.

CÚRCUMA (Cúrcuma longa)

La cúrcuma es la base amarilla del curry indio. Además de ser conocida como componente de este adobo, las propiedades la cúrcuma son casi por completo desconocidas por el común de la gente.

USOS

Auxiliar digestivo, antiácido, parásitos (incluyendo la disentería).

Es un excelente hepatoprotector, artritis, cardiopatías, cáncer (linfosarcomas) y protector de la próstata.

La leche de cúrcuma es una fórmula realmente milagrosa para las articulaciones en caso de artritis, artrosis y cualquier proceso inflamatorio. Además de limpiar el hígado y mejorar las funciones cerebrales.

EMPLEO

- La infusión de cúrcuma como antiácido, parásitos y auxiliar digestivo, se hace con leche. 1 cucharadita de cúrcuma rayada por cada taza de leche hirviendo, 2 veces al día.

- Para las cardiopatías, protector de próstata y linfosarcomas, se hace decocción en agua, a razón de cincuenta gramos de raíz por litro de agua; tomar dos tazas diarias.

   PRECAUCIÓN: No tomar las mujeres embarazadas o que estén amamantando.

DIENTE DE LEÓN (Taraxacum officinale)

Los médicos chinos lo recomiendan para el resfriado, neumonía, hepatitis, úlceras, obesidad, etc.

En occidente, por ignorancia tal vez o por falta de información, se le miró como mala hierba; y es ahora cuando se empieza a comprender su utilidad, se sabe que puede ser colagogo y diurético, por lo que se usa en tratamientos para el hígado, riñón y vesícula biliar..

USOS

Dolores de vientre, obesidad o gordura, hipertensión, congestión cardíaca, prevención del cáncer, estimula y limpia el sistema digestivo, la vesícula biliar, depura el hígado, controla la diabetes y las inflamaciones.

EMPLEO

- 2 cucharaditas de hojas por cada taza de agua hirviendo. Tomar 2 veces al día para los dolores de vientre, hipertensión y obesidad.
- En decocción se pueden utilizar raíz y tallos de la planta, en la misma proporción y dosis.
- Usado en tintura es un tónico amargo, que ayuda a la digestión, como coadyuvante a úlceras gástricas, malas digestión, acidez, tome diez gotas en agua después de comer o incluso antes de la comida. También ayudará a mantener sanos los riñones.
- Un jarabe de Diente de león, hecho con tres tazas de infusión bien cargada, medio litro de miel de abejas y una taza de gel de sábila, guardado en la nevera, tomando una cucharada tres veces al día por diez días, depura el hígado y ayuda a disminuir la retención de líquidos.

ESCOBA DULCE (Scoparia dulcis L.)

Es una hierba erecta de hasta un metro de altura, también se le dice anisillo o bruscón.

USOS

- Digestivo, tónico estomacal, antiséptico, febrífugo, expectorante. Fiebres, hemorroides, trastornos renales, tos, enfermedades broncopulmonares.

EMPLEO

- Se usa en decocción, infusión, o su jugo.

EQUINACEA *(Echinacea angustifolia Moench y E. purpurea)*

La Echinacea es una de las plantas más estudiadas y utilizadas hoy en día. Su actividad estimulante del sistema inmune ya no se pone en duda.

USOS

Como estimulante del sistema inmunitario, tanto en la prevención como en el tratamiento de infecciones respiratorias agudas o crónicas, otitis, gripes, bronquitis, faringitis y amigdalitis. En inflamaciones gástricas e infecciones intestinales. Alergias, inflamaciones articulares (artritis), infecciones bucales, infecciones renales, convalecencias; en alteraciones de la piel (dermatosis, eczemas y psoriasis, etc), heridas herpes labial, úlceras varicosas, vaginitis por cándida Albicans; coadyuvante en tratamientos de irradiación, quimioterapia, etc. En el HIV no se debe utilizar por estimular la multiplicación de células CD4, sin poseer efecto inhibitorio en la replicación del virus, aunque los estudios sobre las interacciones entre la Echinacea y los inhibidores de transcriptaza inversa no han sido concluyentes se recomienda no usar en pacientes con el virus HIV o con tratamiento para el mismo.

Se ha descubierto en estudios que tomando

Se le conoce como un "antibiótico natural", aunque no actúa como antibiótico ya que no elimina las bacterias, sino que estímula e incrementa los mecanismos de defensa del organismo.

Los estudios demuestran que esta actividad se debe a sus componentes esenciales (polisacáridos, isobutilamida, poliínos, echinacósido y los derivados del ácido cichoreico). Incluso, se ha estudiado la capacidad antiinflamatoria de un componente aislado: equinacina. Uno de los aspectos menos usados, es la capacidad de la Equinacea de estimular los osteoblastos reforzando el cuerpo contra la osteoporosis.

EMPLEO

- En muchos países se encuentran los extractos estandarizados de Echinacea, que es la mejor manera de tomarlo, siguiendo las instrucciones.
- Pero en aquellos casos que viven en zonas donde crece, la mejor forma de tomarlo es en decocción de la raíz, a razón de dos cucharaditas por vaso de agua. Por otro lado se pueden usar las presentaciones en cápsulas estandarizadas.
- Para la diabetes, la gripe, acción antitumural, bronquitis, sinusitis, herpes, infecciones genitales, infecciones de oído, debilidad, etc. La Echinacea ha demostrado ser efectiva.

ESPINO BLANCO (Crataegus oxyacantha)

El espino blanco es uno de los cardiotónicos más utilizados hoy en día por su factor seguridad; además de poseer un efecto sedante muy leve, no representa riesgo al tomarlo en pequeñas dosis.

En homeopatía se usa como tónico cardiaco, para mejorar el apetito, angina de pecho, pulso irregular, en la ansiedad de pacientes cardíacos y en algunos estados mentales que se asocian a miedo a un ataque cardíaco. Bruxismo.

USOS

En trastornos del ritmo cardíaco (arritmias, taquicardias paroxísticas, etc.), trastornos cardíacos de origen nervioso (palpitaciones, dolores anginosos, etc.), arterosclerosis, hipertensión esencial, vértigos. Coadyuvante en la prevención de trastornos coronarios, etc.

EMPLEO

- El empleo de las flores y hojas del espino blanco, se hace en infusión: treinta gramos por litro de agua y se toma un vaso en la mañana y otro vaso en la tarde.
- Para el nerviosismo: se asocia a la pasiflora y a la valeriana, tomándola en las noches.
- Para los "bochornos o calorones" de la menopausia, asociados o no a taquicardia, se mezcla en reducción con milenrama y cogollo de mango, tomando una taza tres veces al día.

EUCALIPTO (Eucalyptus globulus)

El aceite de hojas de eucalipto contiene un agente activo llamado eucaliptol, el cual es el responsable del olor y las propiedades curativas de la planta.

Desinfecta el ambiente y evita la propagación de la gripe y enfermedades infecciosas de transmisión por el aire, bien sea en forma de tintura, aceite o infusión en spray o quemado sus hojas.

USOS

Para la gripe y resfriado, expectorante, bronquitis, antiséptico en cortadas menores y como repelente de mosquitos y cucarachas.

EMPLEO

- Para vapores medicinales se hierve un manojo de hojas en un litro de agua y se deja evaporar. También puede usarse el aceite de eucalipto, en lugar de las hojas, agregando aceite de eucalipto, al agua hirviendo.
- Para aflojar la flema, se puede probar como baño y/o infusión: una cucharada por cada taza de agua hirviendo; tomar dos tazas al día, será suficiente.
- Para correr a las cucarachas y mosquitos, empape un trapo con aceite de eucalipto y limpie los rincones y alacenas.

  PRECAUCIÓN: El aceite de eucalipto no debe tomarse más de una gota por taza y por día, ya que puede ser muy tóxico.

GINSENG (Panax ginseng)

También: Panax coreano, chino, japonés –; Panax quinquefollium – americano –; Eleutherococcus senticoso – siberiano)

Existen tres tipos de ginseng: el coreano o chino japonés, el americano y el siberiano que, aunque no es propiamente un ginseng, tiene las mismas propiedades químicas y efectos semejantes sobre el organismo humano.

Así que se utilizan los tres, indistintamente. De esta(s) planta(s) se usan las raíces, con más de dos años de edad, para que estén en su completo potencial.

El Ginseng tiene una larga historia en Oriente; mientras que en nuestro hemisferio se conoce hace relativamente poco tiempo. Los jesuitas del siglo XVIII, que comercializaron la raíz, mantuvieron por largo tiempo el monopolio de tan lucrativo negocio. Una vez que se difunde la noticia de su poder para conservar la juventud, el ginseng llega a alcanzar precios más altos que el oro y surgen las imitaciones y adulteraciones.

USOS

El ginseng aumenta significativamente la resistencia del organismo contra diversas enfermedades, aumentando la actividad del sistema inmunitario, y contra el estrés. Eleva los glóbulos blancos y su actividad, la producción de interferón. Tiene acción antiinflamatoria debido a la permeabilidad capilar. Sana las úlceras, contrarresta la fatiga crónica, mejora el vigor físico, ayuda contra el estrés, activa y resguarda las glándulas suprarrenales; controla el colesterol elevado, aumenta la tolerancia a la glucosa, previene depósitos de coágulos sanguíneos, diabetes. Es un hematoprotector, previene el cáncer y la pérdida del apetito. Es un repotenciador sexual. Tiene una acción anabolizante, incrementando la síntesis de ADN y ARN y tiene una estimulación sobre la memoria.

EMPLEO

- Una cucharadita de polvo de la raíz de ginseng en una taza de agua, se hace una infusión que se toma dos veces por día, para la hipertensión, agotamiento, colesterol y diabetes.
- También existe el licor de ginseng, basta una copita al día. O las

bolsitas especiales para infusiones.

- También venden extractos estandarizados para el consumo, pero se debe tener cuidado donde se adquieren y las casas productoras.

- Se usa también para ayudar a la debilidad en la diabetes, como coadyuvante en control del azúcar. Fatiga, depresión y cansancio.

  PRECAUCIÓN: No usar con personas con ataques de asma, fibroquistes en mamas, o con problemas de insomnio.

GINKGO (*Ginkgo biloba*). También Gingco.

El gingko o ginkco es el árbol más viejo que existe en la tierra. Aunque no pertenece a nuestras latitudes, por su valor medicinal merece ser conocido. Se puede decir que es el "elixir de la vida" y entra en la composición del "soma" ayurvédico.

USOS

Por su capacidad de inhibir la producción y actividad de una sustancia de nuestro organismo, conocida como tromboplastina, demuestra un enorme potencial curativo. Se usa en apoplejías, para la pérdida de memoria, infarto cardíaco, circulación periférica, várices, impotencia masculina, degeneración macular (de la retina). Problemas propios de la vejez como sordera coclear, tinnitus (zumbido en los oídos), vértigo, presión arterial alta, disfunción renal, para procesos post-trasplantes y para el mal de Alzheimer.

EMPLEO

- Utilice las presentaciones comerciales y tome de 3 a 6 cápsulas diarias por tres meses seguidos. Las mejorías serán evidentes.

- Deben tener cuidado al usarlo personas con problemas de coagulación, arritmias, y con probabilidades de haber contraído dengue.

GUAYABA *(Psidium guajava L. s. p. L.)*

Es una planta originaria de América Central y del Sur. De fruto carnoso, rica en azúcar y vitamina C. Su uso tradicional y empleo medicinal es muy amplio y abarca desde el tratamiento para diarreas, hasta su uso como antiespasmódico.

Su raíz en decocción es muy útil contra todo tipo de parásitos y para diarreas.

USOS

Problemas respiratorios, resfriados, parásitos intestinales, conjuntivitis y diabetes.

EMPLEO

- Para la diarrea, se coloca media taza de las hojas cortadas en decocción en un vaso de agua, tomado tres veces al día.
- Para resfriados o pecho oprimido, se coloca una cucharada de las hojas en una taza de agua hirviendo, tomado tres veces al día.
- El jugo de las hojas se utiliza para la conjuntivitis crónica, colocada durante la noche.
- Para la hipertensión arterial, se pican cuatro hojas de guayaba, cuatro hojas de aguacate y se colocan en decocción con el tallo

central de la planta de plátano, se cuela y se toma media taza tres veces al día.

HINOJO (*Foeniculum vulgar; F. dulce*) Otro nombre: Cáñamo de la India.

Se usan las semillas, tallos y bulbos. Los griegos ya utilizaban el hinojo para calmar cólicos infantiles. Era la hierba que llevaba el nombre del pueblo de Maratón.

USOS

Digestión lenta y pesada, cólicos, inductor de menstruaciones y de leche materna. Alivia las molestias de la menopausia y previene y colabora en la curación del cáncer de próstata.

EMPLEO

- Para digestiones pesadas, cólicos y menstruaciones retrasadas un puñado de semillas o dos cucharadas del bulbo bien troceado por cada taza de agua hirviendo, se toma dos veces al día.
- Para la próstata se puede tomar diariamente, tres tazas de infusión.
- Cólicos infantiles y producción de leche materna, una infusión muy ligera, así como para la flatulencia (gases).

  <u>PRECAUCIÓN</u>: No debe administrarse a personas con hepatitis o cirrosis. El aceite de su semilla es tóxico.

IPECACUANA (Cephaëlis ipecacuana. Brot.)

Es una planta amazónica, cuya raíz es utilizada con fines medicinales por los indígenas de la región, desde antes del Descubrimiento.

USOS

Antidiarréico, revulsivo, emético, expectorante. Disentería.

EMPLEO

- Sudorífico-expectorante: Tintura, a partir del extracto fluido, en solución al 10% en alcohol de 70°. Filtrar y envasar. Usar de 2 a 5 cc.
- Emético: Raíz pulverizada, 50 centigramos a 1 g, en 4 tomas, con 10 minutos de intervalo entre cada toma.
- También se encuentra en jarabes de recetura farmacéutica utilizados para la tos, gripe y bronquitis.
- Se usó en la disentería, con muy buenos resultados.
- En homeopatía se usa en tos seca, convulsa y con naúseas.
- Es una sustancia tóxica, irritante y puede afectar la mucosa gastrointestinal en dosis inadecuadas.
- En Homeopatía se usa para tos que se presenta con náuseas o mucho malestar estomacal.

JOBO *(Spondias mombin L.)*

Es un árbol de unos treinta metros, con un fruto carnoso que se utiliza para bebidas refrescantes.

USOS

- Antiinflamatorio, antiespasmódico, dermatológicos, soriasis, infecciones genitales. Astringente, antiséptico. El cocimiento de la corteza del tallo se emplea para el alivio de los dolores musculares. Se usa la corteza y resina del tallo.

EMPLEO

- Se secan la corteza y la resina para luego realizar decocción y usarlo como compresas o baños.
- Decocción en polvo para dolores abdominales.

Se toma el jugo del fruto como alimento.

LECHOSA (Carica papaya)

La lechosa también conocida como papaya, es uno de los frutos más conocidos y extendidos en América latina.

Muy usada en problemas estomacales, úlceras y parásitos. Se ha descubierto también, acción cardiotónica y anticoagulante en sus hojas y fructosa.

USOS

Digestivo, úlceras digestivas, parásitos incluyendo ascárides, amibas, tenia y oxiuros. Estreñimiento. También para ayudar a disolver callos de piel y para exfoliaciones estéticas o en casos de soriasis.

EMPLEO

- En caso de parásitos, se utiliza el látex exudado por el fruto verde mezclado en partes iguales con miel, una cucharada al día por cinco días. O también, las semillas pulverizadas, mezcladas con el jugo de la lechosa madura.

- En caso de mala digestión, se puede comer el fruto maduro por las mañanas.

- Y para las diarreas, la lechosa verde, picada y desecada con sal comida en trocitos, durante el día.

- En caso de laringitis o amigdalitis, hacer una infusión con las hojas: una hoja y dos vasos de agua y se hacen gárgaras.

- Para los callos en los pies se secará y triturará una hoja de lechosa y se mezclará con vaselina y se coloca sobre los callos. Para la psoriasis se usa la misma mezcla.

- Un exfoliador, blanqueador, de la piel se hace con las hojas de lechosa pulverizadas mezclada bien sea con azúcar y crema blanca o jabón líquido. Se frota la piel y se deja actuar unos tres minutos retirar con abundante agua.

LLANTÉN (Plantago psyllium)

Existen alrededor de 200 especies de llantén, todas con las mismas propiedades. Tradicionalmente se han utilizado las hojas y las semillas de llantén para la diarrea, hemorroides, inflamaciones y problemas urinarios.

El llantén es muy fácil de cultivar, tiene características que le permiten invadir y prosperar en todos los suelos.

Su nombre hace referencia al parecido de la hoja con el pie y su uso nos ha acompañado durante siglos. Toda la planta es útil y su poca exigencia para su cultivo la hacen ideal como planta medicinal siempre a mano.

USOS

Diarrea, estreñimiento, hemorroides. Disminuye los niveles de colesterol entre un 5 a un 10%, lo cual disminuye los riesgos de ataque cardíaco entre un 10 a 20%. Protege las paredes intestinales de intoxicaciones. Ayuda a controlar el nivel del azúcar en la sangre. Antiinflamatorio. Dejar de fumar.

EMPLEO

- Remojar por cuatro horas, dos cucharaditas de semillas de llantén y tomar para ayudar a mejorar el paso intestinal y hemorroides. Se debe ingerir inmediatamente dos o tres vasos de agua.

- Con las hojas se puede hacer una infusión y tomar dos tazas al día para las inflamaciones y úlceras gástricas.

- Para la afonía o disfonía, se agrega café recién hecho a una hoja de llantén, dejar reposar y tomar dos veces al día.

- Para dejar de fumar, basta con tomar una tisana de llantén, borraja y cola de caballo, tres veces al día.

- Para escoriaciones y heridas menores se pueden usar cataplasma de la hoja para ayudar a cicatrizar.

- Una infusión de raíz y hoja ayuda en inflamaciones y retención de líquido.

MALVA (Malva sylvestris L.)

Es una planta cuya flor contiene abundantes mucílagos que contribuyen a la digestión, además de vitaminas A, B1, B12 y C que, en uso externo ayudan a detener la caída del cabello.

USOS

Antiinflamatoria, antitusiva, laxante ligero, caída del cabello.

EMPLEO

- Para aprovechar sus propiedades antiinflamatorias de mucosas (boca, tracto digestivo), es suficiente con una infusión suave de flores de malva, tomada dos veces al día.

- Como antitusivo se asocia a la ruda y al eucalipto, en una tisana o jarabe que se tomará tres veces al día.

- Para la caída del cabello, basta con hacer una diálisis de las flores en agua y dar fricciones en el cabello y cuero cabelludo, antes de lavar el cabello.

- Una infusión de hojas de malva ayuda al tratamiento de la gingivitis, aftas e inflamaciones de las encías. También ayuda a tratar la estomatitis y dolor de garganta.

- Una decocción de flores seca de malva tomada dos veces al día, ayudará a las personas que sufren de enfermedad inflamatoria intestinal, bien sea Chron o colitis ulcerosa así como en caso de estreñimiento y úlcera gástrica.

MANZANILLA (*Matricaria chamomilla*; *Anthemis nobilis*). Otro nombre: Camomila.

Hay dos tipos de manzanilla, la alemana y la romana, con los mismos efectos curativos. Es una de las hierbas de mayor uso y venta en todos los países del mundo.

USOS

Auxiliar digestivo, úlceras, dolores de vientre y espasmos, tranquilizante, artritis (dolores), heridas (uso externo) aclara la piel y el cabello. Cura el acné y los puntos negros. Estimula las defensas contra la gripe y alivia estados melancólicos. Infecciones y resequedad vaginal. También es útil en caso de colesterol, retención de líquido, estados ansiosos y uso cosmético para el cabello al agregarse al champú, también alivia irritaciones en la piel en cremas.

EMPLEO

- Se puede preparar una infusión tan ligera o fuerte, como se desee, y tomar tres tazas al día.

- Para relajarse basta con tomar una ducha fría con ella, atándola a la regadera y luego tomar una infusión de la misma.

- Para uso externo: acné, quemaduras leves, eczema y pequeñas laceraciones, se puede usar en infusión.

- Para aliviar los ojos y en caso de conjuntivitis y orzuelos, se usa la infusión enfriada en la nevera y utilizada como colirio o lavar los ojos con ella.

- Las personas en tratamiento Homeopático no deben consumirla asociadas a algunos remedios homeopáticos

- Puede usarse como enjuague bucal en caso de aftas y lesiones bucales y de encías.

MATRICARIA (Chysanthemun parthenium; Matricaria parthenium;Tanacetum parthenium)

Ocurre con la matricaria como con muchas de nuestras hierbas, el desconocimiento de su valor medicinal y uso, han llevado a relegarla al puesto de "mala hierba, monte sin uso".

Pero sus propiedades van desde el control de la fiebre pasando por la migraña hasta el control de la hipertensión.

USOS

Fiebre, migrañas, dolores de cabeza, presión sanguínea alta, digestión lenta, antiespasmódica, nervios.

EMPLEO

- Se utiliza 1 cucharada por taza de agua hirviendo, se toman dos tazas diarias.
- Para la migraña se secan las hojas y se pulverizan, se toman disueltas en agua, tres veces al día por tres semanas o hasta desaparecer los ataques.
- L a matricaria en forma de infusión también relaja, evita los estados de ansiedad y ayuda a centrarnos en momentos de pánico.

  PRECAUCIÓN: No tomar mujeres embarazadas o que estén amamantando.

MARRUBIO (Marrubium vulgare)

El marrubio es un excelente adelgazante y controlador del apetito, pero que además posee otras propiedades también muy útiles tales como diuréticas, antiarrítimcas, para controlar diarreas, antihelmíntico, trastornos nerviosos, trastornos hepáticos y biliares, problemas de la piel usado en baños. Se utilizan las hojas y las flores tanto para uso interno y externo.

USOS

Expectorante, fluidificante de las secreciones bronquiales, tónico amargo, diurético, sedante cardíaco ligero, colerético. Colagogo, depurador hepático. Adelgazar, dolores menstruales, suave efecto diurético y es coadyuvante en infecciones urinarias.

EMPLEO

- Para adelgazar, dos cucharadas de hojas de marrubio picadas con dos de Diente de león, en forma de tisana se toma durante todo el día; se debe consumir cambur y tomate por el efecto diurético de ambas plantas. Igual forma para depuración hepática o colesterol.

- Para las afecciones del aparato respiratorio, se toma una cucharadita en infusión, una taza tres veces al día; incluso calma la tos.

- Para las taquicardias, se hace una tisana de una cucharada de Marrubio con media cucharada de Espino blanco y se toma tres veces al día.

- Mezclando una taza de infusión de marrubio con media taza del gel de sábila, contribuye a disolver los cálculos de la vesícula, bajando además, los niveles de colesterol.

MENTA (Mentha piperita; M. aquatica; M. sativa; etc)

Se conocen cientos de diferentes mentas. La menta ha estado con nosotros y ha demostrado ser especialmente útil en la salud y en la cocina, así como en la cosmética (pastas dentífricas). Incluso, se ha introducido en la mitología y en la Biblia.

USOS

Digestión, congestión bronquial, infecciones, antiespasmódica. Conservante natural, herpes, pequeñas quemaduras y odorífico.

EMPLEO

- Se utiliza en infusión, 1 ó 2 cucharaditas por taza de agua. Tomar cuatro tazas al día.
- Puede usarse el aceite de menta disolviendo diez gotas en una taza de aceite vegetal virgen, dando masajes sobre el vientre para aliviar cólicos. O en todo el cuerpo para lograr una relajación excelente.

PRECAUCIÓN: No tomar mentol puro, es tóxico; ni esencia de menta, sin diluir lo suficiente ya que podría causar efectos colaterales, en todo caso evitar su uso interior. No ingerir cuando se está en tratamiento homeopático.

MEREY *(Anacardium occidentale L.)*

Existen dos variedades: el rojo y el amarillo, ambos comestibles y de buen sabor. Y con muchas perspectivas medicinales; en Colombia se considera que la corteza posee propiedades antidiabéticas; mientras que en Brasil, la misma decocción se usa para infecciones de la garganta.

USOS

Debilidad, impotencia, insomnio, diabetes, nutritivo.

EMPLEO

- Para la impotencia y debilidad, sólo es necesario comer el fruto seco.
- Para la diabetes y el insomnio, se emplea una tacita de hojas secas picadas finamente en infusión, en medio litro de agua y se toma ésta a lo largo del día.
- Diarrea: se prepara una decocción de la corteza picada, poniendo dos tazas pequeñas en medio litro de agua; se recomienda tomar una taza de este té cada hora.

MILENRAMA (*Achillea millenfolium*) Otro nombre: Aquilea.

Es una de las hierbas más efectivas y sobre la cual se realizan constantes investigaciones para demostrar sus efectos medicinales. Llama la atención su amplio espectro de uso.

Un gran uso en trastornos en el área de ginecología se puede apreciar gracias a su capacidad de regular el ciclo menstrual. Además de ayudar a la circulación venosa.

La milenrama se usó en la antigua China para la efectividad del oráculo llamado I-Ching.

USOS

Heridas: la milenrama contiene coagulantes, antiinflamatorios y antisépticos especiales que aceleran la curación de las heridas.

Estimula la digestión, antiespasmódica, tranquiliza los nervios, fibrosis y quistes ováricos, inflamaciones del útero, climaterio y menopausia.

EMPLEO

- Dos cucharaditas de la planta seca, por cada taza de agua hirviendo, puede endulzarse con miel, papelón o azúcar moreno. Tomar tres tazas al día.

  Precaución: Durante el tratamiento con milenrama, la orina puede oscurecerse, no hay motivo de preocupación por ello.

ORÉGANOS Y MEJORANAS (*Origanum vulgare*; K. *Heracleoticum*; etc.)

El grupo de los oréganos, incluyendo las mejoranas, lo conforman más de 50 plantas, distribuidas en cuatro familias botánicas. Todas con semejantes propiedades curativas y culinarias. El orégano es conocido por su uso en las pizzas.

USOS

Expectorante, antitusivo, digestión lenta, cólicos, parásitos intestinales, prurito en la piel y fiebre.

EMPLEO

- Dos cucharaditas por taza de agua, dos tazas al día para cólicos, parásitos e infecciones leves.
- Para un jarabe expectorante, se utilizan cuatro cucharadas de la hierba por un litro de agua; dejar reducir a ½ litro, colar, luego agregar 5 cucharadas de miel o un vaso de agua de papelón o azúcar

negro, volver a colocar al fuego y dejar espesar. Apagar el fuego y, una vez frío, agregar dos cucharaditas de caña clara, brandy o ron. Tomar una cucharada tres veces al día.

- También se puede realizar una reducción con tres cucharadas de orégano en un litro de agua y dejar secar hasta medio litro, se utiliza para lavar pequeñas heridas infectadas, secar luego muy bien. Guardar líquido en el refrigerador.

ORTIGA (*Ortiga dioca*) Otros nombres: Pica-pica, Pringamosa, Ortiga muerta.

De la ortiga se desconocía su valor medicinal; los estudios farmacológicos han demostrado que su actividad es muy importante para restablecer la salud para muchos males.

USOS

Gota, artritis deformante, presión sanguínea alta, insuficiencia cardíaca, alergias, antiespasmódico, falta de vitamina C, hipertrofia benigna de la próstata y desintoxicante general.

EMPLEO

- Para la próstata, gota y artritis, se licuan las hojas y tallos frescos con un poco de agua; se toma una tacita diaria.
- Para otros usos, basta con una infusión hecha con dos cucharaditas de la planta, en una taza de agua hirviendo y tomar diariamente, en la mañana y la tarde.

- Algunos terapistas usan la pica-pica como rubefaciente, dando pequeños golpes en las articulaciones para tratar la artritis.

PASIFLORA O PASIONARIA (*Passiflora incarnata L.*)

La pasiflora además de dar un fruto rico en vitamina C, también es un excelente sedante suave del SNC, pero sin producir somnolencia.

USOS

Sedante y antiespasmódico. Se usa también en jugos como alimento.

EMPLEO

- Se puede tomar una taza de infusión, hecha con una cucharadita de las hojas y flores.
- Para un mayor provecho, se utiliza en tisana: mezclar una parte de raíz de valeriana y una parte de pasiflora picada, mezclar y utilizar una cucharada de esta mezcla para hacer decocción en un vaso de agua.
- También puede hacerse una mezcla igual que la anterior, pero agregándole toronjil. Se toma de la misma forma.

PEREJIL (Petroselinum crispum; P. sativum; P. hortense)

Es una de las hierbas más conocidas y utilizadas en la gastronomía. Antiguamente, se utilizaba como un recurso para eliminar olores de comidas y mal aliento después de comer; hoy en día, ha quedado como simple adorno de algunos platos.

USOS

Presión alta, insuficiencia cardíaca, alergias, fiebre, linfoma de células T, mal aliento.

EMPLEO

- Para mal aliento o disipar olores de comidas muy aliñadas, masticar unas ramitas.

- Para otros usos, se utiliza una infusión con dos cucharadas de las hojas o semillas y se toman tres tazas al día.

- Para infecciones vaginales, se hacen baños de asiento con una tisana fuerte de la planta con cola de caballo y manzanilla y una cucharadita de yogurt simple: una vez por semana por cuatro semanas.

- No tomar mucho tiempo seguido ya que hace la piel sensible a la luz.

PYGEUM O CEREZO AFRICANO (*Pygeum africanum HooK*)

Es un árbol que crece preferentemente en las zonas montañosas de África y Madagascar. Se utilizan la corteza y las hojas.

USOS

El descubrimiento de su uso se debió a la observación del uso de algunas tribus africanas que utilizaban el polvo de la corteza de este árbol para mejorar y hasta curar las micciones difíciles de algunos hombres en edad avanzada.

Cuenta con numerosos estudios y, desde 1966, se utiliza a nivel clínico con muy buenos resultados.

También en tratamientos post-adenomectomía, que cursen con problemas de micción.

EMPLEO

- Debido a ser un árbol de otra región, se recomienda las presentaciones estandarizadas de reconocidas empresas farmacéuticas o naturistas con procesos estandarizados de presentación y usarlo de acuerdo a las instrucciones de etiquetado.

PINO (Pinus silvestris L.)

Del pino se utilizan sus yemas, agujas y esencia. Existen muchos tipos de pino, pero en general poseen las mismas propiedades.

USOS

Antiséptico, expectorante, anticatarral, colagoga.

EMPLEO

- La infusión de las agujas de pino, tomada una taza dos veces al día, contribuye a disolver los cálculos biliares.
- Tomada en forma conjunta con el eucalipto y/o sauco, tiene un poderoso efecto antigripal, semejante a los productos químicos.
- Por vía externa, su aceite es un antiséptico y mejora considerablemente la circulación.

PIÑA (Ananas comosus L.)

La piña es originaria de las regiones tropicales de América del Sur; es una fruta tropical de la familia de las Bromeliáceas.

Por su naturaleza, la piña es una planta xerófila, puede sobrevivir meses de sequía porque acumula e ingiere agua de lluvias, niebla y de rocío a través de sus hojas.

USOS

Dispepsias funcionales por insuficiencia secretora gástrica (hipoclorhidria), insuficiencia pancreática crónica, y por insuficiencia hepato-biliar. Colon irritable. Aerofagias y flatulencias.

Mala digestión, con sensación de pesadez e hinchamiento después de las comidas. Intestino perezoso. Diarreas. Estreñimiento o constipación. Somatizaciones digestivas de nervios y neurosis. Secuelas de diversas afecciones intestinales. Inflamaciones y tumores de mama y útero. Con posibilidades intrigantes debido a sus componentes con actividades proteolíticas frente a algunos cánceres y edemas.

EMPLEO

- Se utiliza el fruto como alimento, bien sea en batidos con agua o como parte de las comidas.
- Las cáscaras se utilizan en decocción o maceración con marcado efecto anti-obesidad y antiinflamatorio.
- Existen en el mercado productos de Bromeilina capaces de reducir las inflamaciones y utilizados en conjunto con la papaína para el cáncer, lupus y otras dolencias.

POLEO (Mentha puegium; Hedeona pulegioides)

El poleo pertenece a la familia de las mentas; su uso se ha visto restringido por lo tóxico de su aceite, pero la hierba en sí carece de toxicidad. Su fama actual viene de su capacidad de repeler los insectos.

USOS

Repelente de insectos, descongestionante de las mucosas, calmante de la tos y auxiliar para la digestión.

EMPLEO

- Para repeler los insectos, cucarachas y pulgas, se puede usar la tintura de poleo y evaporarla o regarla por los rincones. Si va de viaje, mezcle con una crema fría y úntelas en el cuerpo.
- Puede bañar a sus animales con una infusión fuerte de poleo para correr las pulgas y parásitos.
- Para la tos, basta tomar dos tazas de infusión ligera del monte.
- <u>PRECAUCIÓN</u>: No tome el aceite de poleo, es tóxico y abortivo.

QUINA (Cinchona sp.)

Actualmente, se ha redescubierto a las cinchonas debido a su acción contra el género Plasmodium, causante del paludismo y a la baja efectividad de las drogas sintéticas, debido a la resistencia que ha logrado dicho género.

USOS

Aparte de su uso como febrífugo para el control de la malaria, es un eficaz remedio Antidiarreico.

Entonces, se ha ampliado su uso: Malaria o paludismo, fiebres, diarrea.

El plasmodium no ha generado resistencia a la quinina componente activo de la quina ni a la *artimisinina* extraída de la *Artemisia annua*, son dos de los tratamientos combinados usados hoy en día.

EMPLEO

- La forma de administración antiguamente fue en gramos; así, el polvo de 4 a 8 gramos. En tintura (poción) o en las llamadas "gotas margas", de 2 a 10 gramos. En jarabe de 25 a 50 gramos. En vino de 15 a 30 gramos.
- Actualmente, se usa la decocción de la corteza en forma concentrada.
- La quinina es abortiva y su uso prolongado puede causar sordera y hematuria.

RABO DE IGUANA O GUARANÁ (*Paullinia cupana HBK*. var. *sorbilis* Ducke.)

Arbusto o bejuco sarmentoso de hojas compuestas, de 5 foliolos, flores blancas. De las semillas, a través de procesos especiales, se prepara el "guaraná comercial" usado como bebida refrigerante. Entre los indígenas amazónicos, el guaraná, como bebida estimulante. Y, para evitar el cansancio y agotamiento ya que contiene cafeína, teofilina y teobromina, se usan semillas, corteza y hojas.

USOS

Inflamaciones génito-urinarias, neuralgias, fatiga, previene arteriosclerosis; se considera una planta afrodisíaca y energizante. Por sus propiedades medicinales y especialmente estimulantes, es conocida en el mundo entero. Se comercializa el polvo de las semillas, la corteza y hojas secas. Se preparan bebidas, elíxires, jarabes, etc.

EMPLEO

- Utilice las presentaciones comerciales estandarizadas y de reconocida marca.

PRECAUCIÓN: No usar las personas con nerviosismo, ansiedad o ataques de pánico.

ROMERO (Rosmarinus officinalis)

El romero es un conservante natural, evita que los alimentos se descompongan aceleradamente. El romero, su esencia perfumada, forma parte del Agua de la Reina de Hungría, que sirve para la gota, caspa y calvicie; así como para los hongos en la piel. Antiespasmódico. El romero se asocia a la memoria y a su conservación.

USOS

Conservante natural, ayuda a descongestionar las vías respiratorias; es un excelente tónico digestivo. En uso externo, es antineurálgico, antirreumático, cicatrizante y estimulante del cuero cabelludo; migrañas, jaquecas; antiespasmódico y cólicos.

EMPLEO

- Para las vías respiratorias, una cucharadita de romero por 1 taza de agua hirviendo, tomar tres veces al día.

- Para la calvicie, diluya cinco gotas de tintura de romero en un vaso de agua y masajee el cuero cabelludo diez minutos antes del lavado; o, puede macerar cien gramos de romero y cola de caballo en medio litro de vinagre por dos semanas y aplicar sobre el cuero cabelludo, dos veces por semana. Lave el cabello diez minutos después.

- Como conservante basta con espolvorear los alientos con romero molido.

- Es un buen desinfectante si se usa su aceite esencial mezclado al del eucalipto.

  PRECAUCIÓN: No tome el aceite de romero, sólo para uso externo; por vía interna es tóxico.

SABAL (Sabal serrulata Benth et HooK)

El sabal o Saw palmeto es una palma que utilizan los indígenas como tónico y para una completa nutrición. Para fines terapéuticos, se utilizan los frutos maduros y secos.

USOS

Impotencia, con muchos estudios donde se comprueba su efectividad en el tratamiento del adenoma benigno prostático y sus síntomas, al interferir, localmente en la próstata, en la conversión de la testosterona en su forma activa. Además de poseer un efecto descongestionante y antiinflamatorio en el área pelviana. También se recomienda en el hirsutismo femenino. No posee efecto estrogénico.

EMPLEO

- Tomar las presentaciones estandarizadas, de acuerdo a las instrucciones. Combinado con Pygeum africanum.
- Si se obtienen frutos maduros, se deben dejar secar en lugar fresco y protegido y tomar una decocción con dos frutos por vaso, tomar una vez al día.

SALVIA (Salvia officinalis)

La salvia llega a América con los europeos. Aunque hoy en día es desdeñada como una hierba secundaria, anteriormente se le consideraba una panacea, se creía que curaba todos los males, incluyendo la mordedura de víboras.

USOS

La salvia es un *antitranspirante* natural, cicatrizante de heridas menores, conservante natural, controla el nivel de glucosa en la sangre, es antiinflamatoria y astringente; para dolores de garganta y cólicos. Además, es un excelente digestivo.

EMPLEO

- Una infusión hecha con dos cucharaditas de salvia, en una taza de agua hirviendo, tomada dos veces al día para inflamaciones, controlar la glucosa en la sangre y digestión.

- La salvia puede ocasionar que los poros se cierren por varias horas, evitando que el sudor salga, por lo que su uso debe ser ocasional.

- Para la garganta, use dos cucharadas por vaso de agua hirviendo, cuele y colóquele un poco de sal, haga gárgaras dos veces al día.

- Si se usa la tintura, tomar quince gotas en una taza de agua, con igual frecuencia.

SANGRE DE TORO (*Virola carinata. Benth.*) Warb.

Es una planta amazónica con posibilidades de ser utilizada en el tratamiento del vitíligo, y que genera mucho interés.

USOS

Hemostático, vulnerario, narcótico, antiinflamatorio.

EMPLEO

- Se usa en decocción suave como depurativo; y, en decocción fuerte para aplicar en compresas sobre la parte afectada de vitíligo.

SAUCE LLORÓN (*Salix alba*) Otro nombre: Sauce blanco.

El sauce llorón, junto con la ulmaria, son las "aspirinas" naturales. Usadas por siglos para la fiebre y los dolores, estas dos hierbas han demostrado sus grandes capacidades curativas.

Se cree es nativo de Babilonia, de allí su nombre por su descripción que hace la Biblia de los mismos.

Es un excelente antinflamatorio, analgésico y antipirético. Además de servir como antineurálgico y antirreumático.

USOS

Los mismos que la aspirina: fiebre, dolores, inflamaciones, cólicos, co-terapias para la diabetes.

EMPLEO

- Se remoja la corteza (rayada o cortada finamente) en agua, a razón de una cucharadita por taza de agua fría, durante seis horas y se toman tres tazas al día. También se puede hacer una tisana de sauce con toronjil y malojillo, endulzado con miel.

PRECAUCIÓN: las mismas contradicciones de la aspirina.

TAMARINDO (Tamarinda indica L.)

Es un árbol hermoso oriundo de la India, con gran valor nutritivo y medicinal. Su fruto es una legumbre marrón de pulpa agradable.

USOS

Como laxante y para bebida refrescante.

EMPLEO

- De las pulpas del fruto, se obtiene una bebida refrescante, batido con agua y azúcar, de propiedades laxantes. Es una excelente tónico para deportistas y quienes quieren adelgazar.
- La pulpa amasada con higos secos y comidos durante la noche, son

un tratamiento efectivo contra el estreñimiento crónico.

- Se puede tomar infusión de las hojas secas del tamarindo para limpiar la vesícula ya que posee un gran efecto colagogo, vacía la vesícula, protege el hígado y además ayuda a bajar el colesterol. Con esta infusión ayudarán también a eliminar la mayoría de los parásitos.

TÉ (Camelia sinensis)

El té es la hierba más usada como bebida estimulante, seguida por el café. Aunque muy pocos lo recomiendan como medicina, el té tiene propiedades especiales.

El té verde y el negro se obtienen de las mismas, la diferencia está en que el té verde se seca y no se fermenta; mientras que en el té negro las hojas secas se fermentan y luego se vuelven a secar; incluso, el sabor del té y la cantidad y calidad de sus componentes varían de acuerdo al suelo y latitud donde se cultiva.

El té negro es más astringente por lo que se utiliza en diarreas y males estomacales. Mientras que el té verde muestra un importante efecto antirradicales, por lo que posee propiedades antienvejecimiento, antiateromatoso y anticancerígenas. El té rojo, llamado pu-erh, es un té fermentado por años en madera de bambú y que obtiene una coloración cobriza. Este té reduce el azúcar en la sangre, beneficia el metabolismo hepático, reduce la grasa en el cuerpo, ayuda en la esclerosis múltiple, aumenta las defensas, baja los niveles altos del colesterol, bajo en cafeína.

Mientras que los té, negro y verde, poseen además, capacidades vasoprotectoras; al igual que el café, en grandes cantidades puede ocasionar nerviosismo e insomnio.

USOS

Para la cogestión de las mucosas, broncodilatador, resfriados, diarreas, piorrea, gingivitis, colesterol alto; coadyuvante en el tratamiento de la hepatitis.

EMPLEO

- Use las bolsitas comerciales, siguiendo las instrucciones, tome hasta tres tazas diarias.
- Para la piorrea y la gingivitis, use una infusión muy diluida y cepille y los dientes inmediatamente, ya que el té puede manchar los dientes.
- Para adelgazar y depurar puede tomar las cápsulas estandarizadas tal como indican sus envases y etiquetas. Pero recuerde: tomar el té debe ser un placer y un gusto, invite a tomarlo a sus seres queridos sin duda será más beneficioso de esta forma.

TOMATE (Lycopersicon esculentum Mill.)

Originario de América, su nombre se deriva del azteca "tómatl". Posee un lugar privilegiado en la cocina de todo el mundo. Pero además del extraordinario sabor de sus frutos, y las propiedades nutricionales del fruto, la planta posee muchas aplicaciones medicinales.

USOS

Tos, candidiasis oral, diarrea, resfrío, hepatoprotector.

EMPLEO

- Para la tos, se hace tomar una infusión con una hoja fresca en un vaso de agua y se toma dos veces al día.
- Para los resfríos, colocar una gota del zumo exprimido de las hojas verdes, en cada fosa nasal.
- Para la diarrea, se hace una diálisis de las hojas y se toman una cucharada cada dos horas, hasta conseguir alivio; también se puede utilizar esta forma para aplicar sobre fisuras (anal o hemorroides).
- Como hepatoprotector, comer el fruto maduro en ensalada o como jugo.
- Su contenido en Licopeno es estimado como protector de próstata.

TOMILLO (Thymus vulgaris)

El tomillo es un aromatizante de comidas y aderezos, pero posee muchísimas propiedades que hoy no se recuerdan tanto. Incluso para la memoria se usa la infusión.

USOS

Acción antiespasmódica intestinal, inhibidora del sistema nervioso simpático; antiinflamatorio, cicatrizante; estimulante de la circulación; antitusígeno y expectorante.

EMPLEO

- Basta con comerlo como aderezo en las ensaladas, para obtener parte de sus beneficios.

- Para aprovecharlas al máximo, se puede tomar una infusión de tomillo con toronjil, en las mañanas.

- El tomillo es un gran agente antibacterial usado tanto en infusión tomada como en gárgaras y para la piel. En caso de gripe o infección tome una taza de infusión de tomillo dos veces al día.

- El tomillo puede ayudar al síndrome premenstrual, si se toma una taza de infusión suave al día, por una semana antes de la menstruación, evitando o disminuyendo en gran medida los dolores de cabeza, cólicos, retención de líquidos e irritabilidad.

- Para los hongos en las uñas se hace una infusión bien cargada de tomillo y se remojan las uñas en este líquido. Puede ayudar también colocar luego de secar, aceite de árbol de té sobre la uña afectada.

TORONJA (Citrus paradisis)

Se cree que la toronja es una mutación de la naranja, que se multiplica por injerto del limonero o naranjo. Sus frutos son muy apreciados por su sabor amargo-dulzón y por su olor agradable.

USOS

Se utiliza en regímenes especiales para adelgazar.

EMPLEO

- El zumo de los frutos en ayuna, ayuda a adelgazar y metabolizar las grasas, con frecuente baja de colesterol y triglicéridos.

- Debe tomarse enseguida ya que su sabor tiende a volverse amargo una vez extraído el zumo.

- También es un gran aliado para el hígado, la vesícula biliar y para bajar el colesterol.
- El jugo ayuda a equlibrar el ph del cuerpo y la orina.

TORONJIL (Melissa officinalis)

El olor dulce del toronjil atrae tanto a las abejas como a los humanos. Su infusión es refrescante y calmante. Aunque muchos herbolarios recomiendan el toronjil para inducir calor, esconder el sabor de otras hierbas, la verdad es que el toronjil es una bebida sabrosa y muy útil.

USOS

Herpes, infecciones virales, heridas menores; como relajante y tranquilizante nervioso. Antiespasmódico y digestivo.

EMPLEO

- Para los nervios puede ducharse con agua de toronjil, para ello ate esta hierba a la regadera con agua caliente, espere a que suelte el olor y báñese.
- Tome infusión de toronjil tan fuerte como desee, tres tazas al día.
- Para uso externo, use compresas tibias.

UÑA DE GATO (Uncaria tomentosa)

Es una liana gigantesca que crece especialmente en la zona Central del Perú y en la llamada Ceja de la Selva.

Solamente una de estas variedades se utiliza en la medicina popular: es la que tiene un color amarillo-oro.

Otro género es la *Uncaria guianensis*, que es la utilizada en la disentería y la úlcera gástrica.

USOS

Antiinflamatorio, anticonceptivo, cancerostático.

EMPLEO

- Cocimiento del polvo de la raíz: hervir 5 gr (dos cucharadas) en 1 litro de agua, durante 20 minutos, y tomar una taza tres veces al día, por un mes.

- Maceración: en vino, una copita diaria.

- De las presentaciones comerciales 3 a 6 cápsulas (hasta aproximadamente 1 g diario) durante 30 días o según lo requiera el caso clínico.

- El aprovechamiento de la uña de gato como antirreumático, que recomienda el "Instituto Nacional de Medicina Tradicional" del Perú, es el siguiente: Preparar un cocimiento de trozos pequeños de la corteza. Dos cucharadas para un litro de agua. Tomar una taza el primer día; dos tazas, el segundo; y tres tazas (desayuno, almuerzo y cena) el tercero. Continuar con tres tazas diarias hasta completar un mes como tratamiento base. Puede repetir el mismo al cabo de quince días de descanso.

VALERIANA (Valeriana officinalis)

La valeriana es una planta con un importante efecto sedante sobre el sistema nervioso central. Se utiliza sólo la raíz, debido a que sus partes aéreas, hojas y tallos, poseen muy mal olor.

USOS

Ansiedad, insomnio, alteraciones digestivas, antiespasmódico.

EMPLEO

- Utilice una cucharadita de la raíz por vaso de agua para hacer una decocción.
- Para el insomnio, utilice las raíces y haga una tisana con pasiflora e hibiscus. Tomar una taza antes de dormir.
- Interacciona con barbitúricos, a grandes dosis puede producir palpitaciones.

VERBENA (Verbena officinalis L.)

Como dijimos en la parte anterior, se ha considerado una planta sagrada, con poderes especiales. Y no difiere mucho en sus propiedades.

USOS

Posee propiedades parasimpático-miméticas (disminuye la frecuencia cardíaca, aumenta el peristaltismo intestinal, bronco constricción, estimulación glandular, excepto a páncreas y adrenales), antialérgicas, antitérmicas, vasodilatador renal, cardiotónicas, digestivas y coleréticas. Es antigonadotrópica y frena la acción de las suprarrenales, por su esencia. Su extracto es analgésico y potenciador de las prostaglandinas.

EMPLEO

- Se utilizan diez gramos de las flores por litro de agua, en infusión para trastornos digestivos (dispepsias, espasmos gastrointestinales, etc.), renales; insomnio, migrañas, etc., tomando una taza antes de cada comida.
- En su uso externo, para flemones, hematomas, heridas, etc., como cataplasmas hechas con una proporción de mitad agua y mitad vinagre.
- En forma de enjuagues (úlceras bucales, afecciones de garganta, etc.), se cocinan dos cucharadas de flores en dos vasos de agua hasta reducir a uno.
  - PRECAUCIÓN: No tomar durante el embarazo.

YAGRUMO (Cecropia peltata L.)

El Yagrumo o árbol del perezoso es árbol de ocho a veinte metros de altura, con grandes hojas palmeadas; las partes utilizadas son las hojas verdes y cogollos, que se encuentran en lo alto del mismo.

USOS

Astringente, de acción depurativa y diurética, tónico cardíaco, de acción antiinflamatoria en el aparato reproductor femenino, adelgazante y hepatoprotector.

EMPLEO

- Se usan las hojas en infusión, a razón de una hoja o, en su defecto, un puñado de cogollos por dos vasos de agua hirviendo y se ingiere como mínimo, un vaso diario por un mes.

YERBA DEL CÁNCER (*Neurolaena lobata* (*L.*) *R. Br.*)

Es un arbusto de unos dos metros de alto, perteneciente al área amazónica.

USOS

Pitiriasis versicolor, lesiones secundarias de la piel, manchas por diferentes causas y eccemas.

EMPLEO

- Decocción, zumo. Cataplasma para aplicación externa.
- También en la corteza pulverizada en una crema emoliente.

YERBA MORA (*Rubus futicosa*; *R. villosas*, etc.) Otros nombres: yocoyoco, mora de gota, chinchamuchina.

Esta hierba ha sido utilizada por nuestros antepasados para la curación del herpes simple y el herpes zoster. También para la escabiosis, los hongos y todos los males de piel.

En otras latitudes se ha usado para la gota, problemas renales, incontinencia e impotencia.

USOS

Herpes, escabiosis, pie de atleta, aftas, garganta inflamada, hemorroides, espasmos musculares y dolores menstruales.

EMPLEO

- Para uso externo, macerar en aceite virgen (de oliva o girasol), treinta gr de las hierbas por cada doscientos cincuenta ml de aceite; dejar macerar cuarenta y ocho horas y untar con un algodón sobre la zona afectada, no colar.
- Para tomar vía interna, dos cucharaditas de hojas secas por cada taza de agua; se toman dos tazas al día.
- La yerba mora usada en jugo, exprimir la planta humedecida con un poco de agua limpia, se usa sobre las lesiones d "la culebrilla y la lechina" como curación de las mismas.

YOCÓ (*Paulinia yoco R.E.* Schultes & Killip)

Es una planta del Amazonas; los indios utilizan diariamente el yocó también conocido como yoco, para evitar el cansancio y agotamiento, y forma parte de la dieta diaria de muchos grupos indígenas.

Se cree que es un remedio muy bueno para la impotencia y la resaca, afrodisiaco. Además de utilizarla para la fiebre. Otro género, Paulina emética, es vomitivo.

El yocó contiene cafeína casi como el café, por lo que personas.

USOS

Fatiga física, inflamaciones intestinales, trastornos biliares.

EMPLEO

- Maceración en agua fría. Administración oral en grandes dosis.

- Para impotencia o como afrodisiaco se usa igual en maceraciones o en decocción tallo y hojas. O se hace una maceración en cocuy, mitad planta y mitad licor, se colocan pañitos mojados sobre los testículos durante quince minutos.

ZÁBILA (*Aloe vera* y otras 400 especies de zábila)

La zábila o sábila se ha utilizado desde hace siglos para la belleza y el cuidado de la piel. Pero también como medicina interna y como remedio maravilloso para las quemaduras y lesiones en la piel.

El Aloe es la única planta que no siendo de uso recreativo, ha causado una guerra en la antigüedad. Su uso actualmente tiene una gran demanda y está sometida a una gran cantidad de investigaciones. Se extraen de la hoja un líquido oscuro acíbar y el gel.

USOS

Quemaduras, heridas, exposición prolongada al Sol; infecciones por bacterias y hongos, diabetes y estreñimiento.

EMPLEO

- Para usar las propiedades de la zábila, debe seleccionarse la hoja más vieja y grande; exprimir el gel de la hoja sobre las heridas y dejar secar.
- Para el estreñimiento, tomar dos cápsulas diarias, no tomar más de diez días seguidos, pues el acíbar del aloe puede causar el síndrome de intestinos perezosos.
- Para el estreñimiento y bajar de peso, licue los cristales con jugo de

naranja y tome en ayunas durante quince días.

- Para la piel expuesta al Sol, aplique el gel y/o cristal sobre la piel.
- Para infecciones vaginales, corte y lave un cristal de zábila, en forma de supositorio, envuelva en papel de aluminio y conserve en la nevera; use 1 supositorio inter diario, por siete días.

ZARZAPARRILLA (Smilax officinalis; S. Febrífuga; etc.)

En el Lejano Oeste, la zarzaparrilla se consideraba la cura para la sífilis y, por ello, tuvo gran demanda. Hoy se utiliza como diurético, hepatoprotector, estimulante de las suprarrenales y riñones; en el acné y otras.

USOS

Co-terapia de la sífilis, hipertensión arterial, incrementa la formación de fibras musculares, psoriasis, diurético, en casos de litiasis renal, insuficiencia y congestión cardíaca. Gran depurativo en general.

EMPLEO

- En decocción de polvo de la raíz: 1 cucharada por taza de agua hirviendo y dejar hervir; reposar de 10 a 15 minutos. Tomar 3 tazas al día.
- En jarabe, que es la forma más común en que está comercializada la planta. También en tintura madre.
- Tomar con precaución ya que si el volumen de la ingesta es mucho, puede causar náuseas, irritación estomacal. No administre en caso de colon irritable, gastritis o úlcera estomacal.

.

LAS "MALAS HIERBAS"

En la Naturaleza no existe la inutilidad; todo es interrelación. Las "malas hierbas" es una expresión de las personas que desconocen la utilidad de las plantas. En la Naturaleza, no existe nada que se ajuste a esa frase, ya que todas las plantas tienen utilidad, tanto medicinal como ornamental y algunas hasta tienen las propiedades de enriquecer el suelo, cuidarlo frente a la erosión y fijar nutrientes. Aquí podemos citar brevemente algunos ejemplos en las siguientes páginas.

EL BLEDO: llamado también amaranto, pira, hierba Caracas.

Es una planta de la familia de las Quenopodiáceas, que crece como monte, en terrenos baldíos y casas abandonadas. Los antiguos habitantes de Caracas lo utilizaban como alimento; y su valor nutritivo es equivalente al de la espinaca. Pero va mucho más allá: sus hojas y tallos poseen un potencial de oxigenación cerebral y corporal, superior incluso a muchos medicamentos.

Es antiinflamatorio, previene el cáncer, combate la fatiga y el estrés. Tomado en infusión o comido en ensaladas, el bledo es una de las hierbas menos conocida y más útil.

Activa la memoria, para los estados propios de la senectud, y para el embotamiento mental, así como para el rendimiento académico.

El bledo hoy por hoy es una promesa en cuanto a nutrición y medicina, ya que aporta todos los nutrientes necesarios y además algunos elementos trazas y bioquímicos que ayudan a conservar y proteger las capacidades cerebrales.

Su cultivo lentamente vuelve a estar presente en forma conjunta con el interés que presentan sus familiares tradicionales cercanos como son la chía, la quinoa, que junto a la linaza son llamadas "supersemillas".

El Bledo es una esperanza para la nutrición completa ya que como nutriente tiene todas las exigencias diarias y a la vez potencializa la absorción de otros nutrientes al combinarse con ensaladas, cereales, granos.

En infusión, enolito o tintura, tomada a diaria, bien sea una taza de infusión por día o 10 gota de la tintura en agua o una cucharada de enolito al día, adelgaza de una manera constante a la vez que corrige algunas deficiencias nutricionales.

El Bledo puede comerse en ensalada, previamente escaldado, su sabor es algo amargo o astringente como la escarola o la rúgula, comerla asiduamente ayuda a desinflamar y desintoxicar el organismo.

GRAMA, GAMELOTE

Las gramíneas se utilizan para el forraje en la alimentación de animales o en la ornamentación.

Muchas de ellas son consideradas malas hierbas, por lo invasivo y rápido de su crecimiento. Pero la verdad es que la raíz de la grama común y la del gamelote tienen propiedades medicinales, como son: disolver y expulsar cálculos renales, activar la función del mismo órgano, para tratar cólicos y para la retención de líquido. Basta con tomar 2 tazas al día de una decocción de la raíz.

YAGRUMO, YAGRUMA o ÁRBOL DEL PEREZOSO

Este árbol que crece a lo largo de nuestras carreteras y zonas deshabitadas, es un excelente remedio para las alergias y los problemas bronco-pulmonares.

Mezclado con algas y gel de sábila, sirve para perder peso, incluso su sola infusión o cápsula puede ayudar a bajar algunas tallas.

Su raíz es usada, en tintura, para el mal de Parkinson. Use las cápsulas, de acuerdo a instrucciones de la etiqueta o haga una infusión de sus hojas, 2 cucharadas por taza de agua, 2 veces al día. Si usa tintura, tome 10 gotas, 2 veces al día, disuelto en un vaso de agua.

CURÍA

Una planta que se cultivaba anteriormente como adorno y remedio especial para inflamaciones y cuidados de los ojos. El colirio hecho con infusión de curía, alivia la conjuntivitis, el cansancio de los ojos y los problemas de la retina.

LOCHITA: la gran Centella asiática (no confundir con el alga del mismo nombre).

La lochita es otra de nuestras plantas especiales; ella oxigena el organismo de tal forma que elimina las toxinas del organismo, retención de líquido, por ello se usa contra la celulitis; pero su mayor virtud es como oxigenante cerebral.

También posee una gran capacidad para ayudar a la cicatrización y evitar queloides. Se usa en caso de edemas y de inflamaciones.

Tome una infusión de sus hojas o use cápsulas de presentación comercial. Mezclada con el bledo o pira y el gingko biloba potencian la concentración mental y el rendimiento.

CARIAQUITOS: morado y amarillo.

Es una planta emparentada a los baños de esoterismo y contra "mala suerte"; aparte de ello, es un excelente sanador de las picadas de insectos, escabiosis y pequeñas úlceras de la piel. Aplicar el jugo, licuado, sobre la zona afectada, o puede macerar en aceite virgen y aplicar externamente.

RUDA

Otra de las plantas asociadas a prácticas mágicas, espanta las malas energías y abre la capacidad de comerciar. Es un excelente remedio contra la fiebre, los parásitos, digestión pesada, para litiasis vesicular y para el azúcar en la sangre.

Tome 2 tazas diarias de infusión de la planta.

PASOTE o PASOTA

Es un vermífugo por excelencia, una infusión de pasota puede eliminar cualquier tipo de parásitos intestinales. En algunos lugares del interior, se le agrega a las conservas de coco u otro dulce criollo y se le da a los niños para que lo coman.

LOS ZUMOS

Las plantas se pueden consumir sin llevarlas al fuego, en forma de zumos que, combinados, pueden usarse en determinadas deficiencias o enfermedades.

ZUMO DE ALFALFA (BROTES) Y ZANAHORIA

Ingredientes:

2 cucharadas colmadas de alfalfa.

2 zanahorias medianas.

½ vaso de agua.

1 limón.

¼ cucharadita de sal.

⅛ cucharadita de pimienta blanca molida (opcional).

Forma: lavar y escurrir en un colador los brotes de alfalfa; una vez lavadas y limpiada la piel de las zanahorias, picar sus extremos. Licuar ambos ingredientes y sazonar con el limón, la sal y la pimienta.

En la alfalfa se concentra gran cantidad de tiamina, imprescindible para el funcionamiento del sistema nervioso, reconstrucción celular y de tejidos y de glóbulos rojos y blancos de la sangre. Contiene calcio, potasio y vitamina A, agregado al Betacaroteno de la zanahoria.

Además de una gran cantidad de fitohormonas. Todo esto indica una excelente forma de mantenernos sanos, aún en regímenes especiales.

Tomar en las mañanas.

ZUMO DE APIO Y REPOLLO

Ingredientes:

1 planta pequeña y tierna de apio (200 gr aprox.)

1 pedacito de repollo.

1 cucharadita de sal marina.

½ taza de hinojo.

1 cucharadita de aceite de oliva virgen.

Cortar la base de la planta de apio, lavarla y escurrir. Lavar el trozo de repollo, sumergiéndolo en un poco de agua y un poco de sal marina o vinagre, secarlo.

Extraer con una licuadora, el zumo de ambas plantas más el hinojo; añadir sal al gusto y el aceite.

INDICADO: el apio, además de tener altos valores de vitaminas A y C, aporta sodio, magnesio y hierro. El repollo actúa como laxante suave, reminalizante, antiinfeccioso y protector hepático. Al consumir regularmente este zumo, se notará un cambio especial en la piel, que se verá más limpia; las defensas ante las gripes y avitaminosis del cuerpo aumentarán.

ZUMO ANTITABACO

Ingredientes:

½ taza de cola de caballo (*Equisetum arvense*)

½ taza de hojas de llantén (*Plantago majus* u otro)

½ taza de agua.

El zumo de una naranja.

Las hojas de llantén se desprenden de sus "venas" y se cortan. Se licua y luego, se cuela con un tamiz. Se deberá tomar en ayunas, durante un período de 21 días; luego, descansar 10 días y volver a tomar 10 días más.

Es un tratamiento seguro, que desintoxica al cuerpo, que tiene un gran resultado si se acompañan del tratamiento antitabáquico homeopático (glicerinados de tabaco) y apoya la ansiedad primaria con Esencias florales del Camino.

ZUMO DE ESPÁRRAGOS, ZANAHORIAS Y ESPINACA (ANTI ACNÉ)

Ingredientes:

1 taza de espárragos.

½ limón, zumo.

2 cucharadas de aceite de oliva.

2 zanahorias medianas, limpias.

100 g de espinacas.

1 vaso de agua.

Cortar todos los ingredientes y licuarlos.

Tomado en ayunas, diariamente por un par de semanas, limpiará el organismo y equilibrará elementos en él, que hará desaparecer el acné y otras molestias cutáneas del adolescente.

ZUMO OXIGENANTE

Ingredientes:

¼ de bledo (Amaranto).

½ taza de Quínoa y ½ taza de Avena (que se haya dejado remojando, toda la noche, en 1 vaso de agua).

¼ taza de uvas pasas.

½ vaso de agua.

Licuar todo y tomar en ayunas. Sirve para oxigenar nuestra capacidad cerebral corporal. Para el cansancio crónico y disminuir los impactos del estrés crónico.

ZUMO DE REMOLACHA Y PEPINO

Ingredientes:

1 ó 2 remolachas.

1 ó 2 pepinos, limpios.

1 vaso de agua.

1 yogur natural.

½ cucharadita de jengibre molido.

Triturar los pepinos y las remolachas. Añadir el agua, el yogur y el jengibre molido, batir bien.

Las virtudes diuréticas y laxantes de la remolacha, así como su efecto benefactor en la producción de glóbulos rojos y su alto contenido en vitaminas A y C, además de potasio, se combinan con la acción depuradora de los riñones y del sistema urinario propia del pepino, y el calcio del yogur.

Es recomendable para personas con arritmias, hipertensión, problemas de digestión lenta y en combinación con regímenes adelgazantes.

ZUMO ADELGAZANTE

Ingredientes:

1 taza de Diente de León.

Zumo de una naranja.

½ taza de Cola de caballo.

½ taza de cucharadita de canela y otra de jengibre.

Licuar todo y colar. Se debe tomar en ayunas, por 21 días seguidos.

Descansar una semana y recomenzar el ciclo.

Si se acompaña con una buena dieta, elementos como oxigenantes corporales (Bledo) y una terapia de descanso profundo, removerá hasta las toxinas que conforman la celulitis y la obesidad.

ZUMO DORMIR BIEN

Ingredientes:

La hoja de una lechuga, que se ha dejado fuera de refrigeración por lo menos 12 horas, hasta que se torne algo amarillenta.

1 cucharada de toronjil.

1 vaso de agua.

Miel al gusto.

Se licua la hoja y el toronjil. Se cuela. Se endulza con miel y se toma antes de dormir.

LÍNEA DE EMERGENCIA

ABSCESOS. Por acné: Árnica en emplasto; infusión de árnica y bicarbonato como cataplasma. Dentales: Clavo de olor en tintura o infusión fuerte.

ACIDEZ ESTOMACAL. Manzanilla, orégano, menta en tisana. No tomar bicarbonato.

ACNÉ. Como el acné es una enfermedad muy común y de difícil tratamiento efectivo en muchos casos, coloco varias recetas:

Infusión de árnica con manzanilla y usar como tónico facial todas las noches, en los casos más leves.

Decocción de Caléndula fresca. Se hierve durante 20 minutos, 50 gr, en ½ litro de agua. Limpiar la cara con un algodón empapado con la decocción, en las mañanas y en las noches.

Jugo fresco de col con pepino y zanahoria. Con el zumo impregnar un algodón y aplicarlo sobre las espinillas dos o tres veces al día, para luego clarificar con agua limpia.

Mezclar a partes iguales hojas de Árnica, flores de Manzanilla, Romero y Tomillo. Hacer una decocción de 20 minutos a fuego lento y tapado. Dejar enfriar. Colar y aplicar sobre el rostro, dos o tres veces al día.

Loción con aceites esenciales:

Aceite esencial de romero (5 a 10 gotas)

Aceite esencial de lavanda (5 gotas)

Aceite de clavo (3 gotas)

Alcohol de 96º (300 cc)

Glicerina (20 cc)

Mezclar y agitar. Aplicación: empapar un algodón limpio y pasarlo por la zona afectada, dejando actuar ½ hora.

Zarzaparrilla: hacer decocción de la raíz y tomar una taza, dos veces al día.

Infusión depurativa del organismo:

Plantas: Cola de caballo, Diente de león y Marrubio. Colar y mezclar a partes iguales con gel de sábila. Beber tres tazas al día, después de las comidas.

AFONÍA. Gárgaras de Llantén con Dividivi. Tomar café negro con llantén.

ALCOHOLISMO. Para la regeneración del hígado, se toma una infusión de boldo hecha con una cucharadita de la hierba, en una taza de agua y endulzada con miel. Si lo que se quiere es dejar de tomar alcohol, se debe primero tomar la decisión para tomar los correctivos indicados.

Tomar todo el día agua donde se maceren hojas y flores de Borraja. Se deben tener tres mixturas especiales que se harán y tomarán en diferentes momentos del día. La primera mezcla es: Romero, Diente de león y Cola de caballo, en partes iguales y con la cual se hará una tisana para tomar una taza en ayunas. La segunda es: Manzanilla, Boldo y anís dulce, en partes iguales, y de la cual se harán infusiones, con una cucharada por taza de agua, para tomarla después del almuerzo y la cena. Para las noches, la mezcla será: Valeriana, Pasiflora, Espino blanco, Boldo y Albahaca, en partes iguales y se hará un vaso de infusión con una y media cucharada de la mezcla.

Se hace por tres semanas, se descansa una y se repite; es también recomendable abundante jugo de naranja y cítricos en general.

ALERGIAS. Infusión de perejil, por 10 días, no más.

ALOPECIA. Champú con canela y dong kwei.

AMIBIASIS. Semillas de auyama pulverizadas, con miel y zanahoria rayada, una cucharada en ayunas por 15 días. Para otros tipos de parasitosis, tomar por 5 días.

AMIGDALITIS. Gárgaras de llantén, jengibre, canela y limón.

ANEMIA. Berro en jarabe. Remolacha y zanahoria, comer todos los días.

ARTRITIS. Ajo, 3 dientes diarios. Puede preparar infusión (ver aparte sobre el ajo). También se puede probar la siguiente receta: 20 gr de orégano, 40 gr de Cola de caballo, 30 gr de Ortiga, ajo 30 gr y Tilo 40 gr. Mezclar todas las plantas y hacer una infusión con una cucharada de esta mezcla en una taza de agua; tomar dos veces al día.

ASMA. Jarabe de rábano. Eucalipto en infusión, licuar con miel, 1 cebolla morada y 2 cucharaditas de caña clara; tomar 3 cucharadas diarias.

BRONQUITIS. Ajo, masticar 3 dientes diarios. Jarabe de rábano yodado (de venta en farmacias). Echinacea en jarabe o inyección, de acuerdo a la etiqueta; también gotas de tintura madre.

CÁLCULOS BILIARES. Se mezclan: Boldo, Cola de caballo y Diente de león en partes iguales y se hace una infusión con una cucharada en una taza de agua; dejar reposar y tomar dos veces al día.

Puede también, tomarse una manzana batida con poca agua, en ayunas por diez días, al décimo día después del batido, tomar una cucharada de aceite de oliva virgen.

CÁNCER. El cáncer es una enfermedad de cuidado médico; para complementar una buena terapia, se puede:

- ✓ Tomar una decocción de Uña de gato y Lochita.
- ✓ Tomar decocción de Lochita y Anamú, como agua.
- ✓ Dejar de comer pan blanco, frituras, enlatados y refrescos.

CANDIDIASIS. Oral: infusión de ajo y canela. Vaginal: duchas vaginales de Canela y Manzanilla. La candidiasis oral es signo de deficiencias en el sistema inmune, no olvide visitar a su médico.

CATARATAS. Para el malestar de las cataratas: algodones empapados de Manzanilla. Lavar con infusión de Curía. Usar Eufrasia en colirio, 1 gota diaria en cada ojo (de venta en farmacias homeopáticas).

DIARREA. Tomar aglutinadores como linaza, semillas de Llantén o infusión de Llantén. Comer manzanas.

DIFTERIA. Tomar tintura de ajo: 10 gotas en un vaso de agua. Equinacea (Echinacea) en grageas.

DISTROFIA MUSCULAR. Milenrama; anís verde o de semilla; Dong Kwei, en infusión o en cápsulas.

ENFERMEDAD DE PARKINSON. La raíz del Yagrumo, trozadas finamente, macerar por 15 días en caña clara o cocuy; tomar ½ tapita cada 2 días.

ESGUINCES. Cataplasmas de Llantén y Árnica, vendar fuertemente.

ESTREÑIMIENTO. Dos ciruelas pasas, 4 hojitas de Sen, licuar ambas y comer 1 cucharadita en ayunas por 7 días. Guardar en la nevera. Tomar una cucharadita de semillas de linaza y otra de Llantén maceradas por dos horas, en un vaso de agua.

EYACULACIÓN PRECOZ. Infusión de Bledo, Canela y semillas de Llantén, 1 taza diaria por 10 días.

FLEBITIS. Emplastos de Consuelda. Licuar los cristales de sábila, agregar 3 cucharadas de agua de Hamamelis y colocar tibio, durante 20 minutos por 7 días.

HEPATITIS. (Anactérica o viral). Tomar, como agua, infusión diluida de raíz de onoto, Sanguinaria y Palo dulce.

HERPES. Licuar en aceite virgen o mineral, Sanguinaria y Yerbamora; dejar asentar; aplicar sobre el herpes con una gasa o algodón, tres veces al día.

HIPERTENSIÓN ARTERIAL. Masticar 3 dientes de ajo al día.

También, tomar Diente de león como agua. Cardamomo, 10 semillas en 1 taza de agua hirviendo; dejar reposar por 10 minutos y tomar 1 taza diaria.

HIPOTIROIDISMO. Kelp, algas, fucus en las comidas; también en grageas. (Necesita supervisión médica).

LARINGITIS. Gárgaras de dividivi. Echinacea en grageas o ampollas, como lo indiquen sus etiquetas. Té negro y bledo en infusión.

LITIASIS. <u>Renal</u>: raíz de zarzaparrilla en decocción, 2 tazas diarias; o, en tintura 10 gotas diarias en 1 vaso de agua. Cola de caballo y Diente de león en infusión, tomada como agua.

<u>Vesicular</u>: Diente de león y Artemisa en infusión; endulzar con miel; tomar 3 tazas por día, por 3 semanas.

MENINGITIS. Después de los cuidados médicos debidos y urgentes, en el proceso de recuperación: Bledo tomado como agua. 2 dientes de ajo al día. Lochita y Bledo en tisana, diariamente, para el proceso de recuperación.

MICOSIS. Bañarse con Árnica, Yerbamora, Tomillo y Sanguinaria; usar un jabón de glicerina o de azufre, por 10 días.

NEUMONÍA. Echinacea en ampolla, disolver en agua y tomar 1 diaria por 10 días.

PÓLIPOS y POLIQUISTOSIS OVÁRICA. Diente de león, Milenrama, anís en semilla y hojas de mango en tintura. Tomar 10 gotas 3 veces por día, durante 1 mes.

OBESIDAD. El mal del siglo. La obesidad y el sobrepeso dejan de ser una cuestión estética para convertirse en un problema de salud. Los altos índices de riesgo cardiovascular, de riesgo de fracturas y desgaste óseo; además de múltiples problemas, incluyendo depresión, acompañan a este mal.

La principal causa es la alimentación excesivamente calórica y mal balanceada. Y otra causa puede ser problemas hormonales.

Además de seguir consejos alimenticios y formar buenos hábitos, el individuo puede ayudar a eliminar el exceso de peso con ejercicios y plantas que le ayuden a drenar toxinas y calmar la ansiedad. Para ello se recomienda infusión de Cola de caballo, Romero, Diente de león y Marrubio, mezclar las hierbas secas y trozadas y, en un vaso de agua hirviendo, colocar 5 cucharadas de esta mezcla; apagar el fuego, dejar reposar por diez minutos y colar en tamiz fino. Tomar una taza dos veces al día, por quince días; descansar una semana y repetir. También se recomienda tomar una taza de té verde en las mañanas y algún compuesto de FUCUS VESICULOSO (un alga) que ayuda a la degradación de las grasas, pero no lo deben tomar personas con problemas de tiroides.

ÚLCERAS GÁSTRICA o DUODENAL. Artemisa y Diente de león en infusión, tomar 3 veces al día por 4 semanas. <u>Úlceras Varicosas</u>: emplasto tibio de Yagrumo y/o Curía, sobre la zona afectada.

VERRUGAS. La savia del pino de palito sobre la verruga. Un emplasto de piñón, solo sobre la zona afectada.

OTRAS ESPECIES Y OTRAS RECETAS...

CHAMPÚ DE PLANTAS.

Para un buen champú necesitarás:

- ✓ 30 g de Saponaria o, en su defecto, hojas de Cayena, licuadas.
- ✓ 2 cucharadas de romero. Si tienes el cabello claro, usa Manzanilla.
- ✓ Un puñado de Cola de caballo.
- ✓ Un puñado de pétalos de rosas.
- ✓ 1 litro de agua.

Procedimiento:

Colocar todo en un recipiente, hervir durante 5 minutos; dejar reposar hasta que enfríe y colar.

El champú así hecho, es un excelente limpiador y reforzador del cabello; no es espeso pues la densidad de los productos comerciales se debe a la cantidad de sales que contienen que, con el tiempo, terminan resecando el cuero cabelludo y al mismo cabello.

VARIANTES:

Caída de cabellos: agregar una cucharada de canela y clavo de olor. Puede probarse con Milenrama y Dong Kuei, si es calvicie areata.

Caspa: agregar 2 cucharadas de vinagre de manzana y 1 de Orégano.

Canas: añadir 3 cucharadas de hojas de Peonía, cabello negro; 3 de Ruibarbo, para borgoña.

Hongos en el cuero cabelludo: agregar al champú 2 cucharadas de Cúrcuma y Sanguinaria y/o Yerbamora. Masajear.

Horquetillas: enjuagar con agua de Romero y Toronjil.

ELÍXIR DE QUINA.

Se necesitan 85 g de corteza de Quina, 5 g de canela y clavo especia, 2 g de corteza de naranjo y 2 g de anís dulce, 500 cc alcohol de 95º, 1 litro de agua. Macerar por dos semanas; filtrar y mezclar con 500 g de miel de abejas. Se toma media tacita antes del almuerzo; es tónico y digestivo.

AGUA DE ROSAS.

Se necesitan:

- ✓ 40 g de pétalos de rosas rojas.
- ✓ 1 litro de agua
- ✓ ½ cucharadita de alcohol (caña clara).

Procedimiento:

Hervir los pétalos durante diez quince minutos; colar y agregar el alcohol. Utilizar como astringente.

Otro Procedimiento:

Dejar macerar durante quince días; luego, colar y guardar. Usar como la anterior.

COLUTORIO DE MIRRA.

Necesita: 50 g de Mirra, 30 g de Bálsamo de Perú, 1 g de alcoholado de Mirra y 5 gotas de esencia de clavo de olor, se usa como enjuague bucal, disolviendo una cucharadita en un vaso de agua.

Si no encuentra los componentes busque una pasta dental que contenga mirra para la salud bucal.

MIEL INFANTIL O ROSADA.

Necesita: 200 g de miel con 4 pétalos de rosas rojas, y 800 cc de agua hirviendo. Se sumergen los pétalos en el agua hirviendo y se dejan allí por un día; se cuela y se le añade la miel en baño María hasta espesar.

AGUA PARA EL CALOR.

Se mezclan 5 partes de Bergamota; aceite de limón: 8 partes; aceite de té verde: 4 partes; alcoholatado de romero: 126 partes; alcohol 60º: 1.500 partes. Dejar reposar todo por un día y filtrar; conservar protegido de la luz. Se utiliza como agua del tocador.

MASCARILLAS.

Puntos negros: rallar una zanahoria, colocarle 1 cucharada de miel y 2 de agua. Colocar sobre el cutis durante 10 minutos y retirar con agua tibia. Tonificar con agua de rosas.

Acné: a una taza de infusión de árnica, agregar 1 cucharada de almidón y mezclar. Colocar en las mañanas 10 minutos por 15 días. Aclarar con una infusión de manzanilla.

Manchas: 1 taza de infusión de perejil, 2 cucharaditas de miel, 1 pizca de bicarbonato de sodio; mezclar y aplicar durante 15 minutos; aclarar con infusión de conchas de maní. Se realiza el tratamiento durante 21 días, durante los cuales se debe usar bloqueador solar y tratar de exponerse lo menos posible al Sol.

Arrugas: licuar dos manzanas, 2 cucharas de aceite de oliva o de germen de trigo, 2 cucharadas de infusión de canela y clavo, 2 gotas de zumo de limón, 3 cucharadas del jugo de Yerbamora. Aplicar en todo el rostro y cuello, durante 20 minutos; aclarar con agua tibia; aplicar luego, agua de rosas. El tratamiento rejuvenece la piel maltratada y/o cansada, realizándolo una vez por semana, durante mes y medio.

Exfoliadoras: Se restriega suavemente la piel con un estropajo o cepillo facial, seco; luego se aplica una mascarilla de miel. Aclarar con agua tibia. Aplicar tónico astringente.

Restauradoras y ojeras: Licuar un pepino con las conchas de una papa y ½ taza de agua; aplicar en todo el rostro durante 15 minutos. Aclarar con infusión de manzanilla y aplicar agua de rosas. Devuelve la vida a la piel, de inmediato.

PERFUMES Y OLORES,

ALMA DE LAS PLANTAS

Los olores tienen la capacidad de cambiar nuestros estados anímicos, de generar una respuesta del organismo para la recuperación de nuestra salud y del perfecto estado de nuestra vida.

Los aceites esenciales son sustancias propias de las plantas que guardan en sí, su olor y partes activas. Existen aceites esenciales que caracterizan a las hierbas y se encuentran preformados antes de su extracción, como la canela. Otros aceites se forman en el proceso de extracción, como el pachulí. Los aceites esenciales le dan vida a la Aromaterapia que estudia el uso de los mismos y su aplicación en salud, por lo que es, si se quiere, una especialización de la Fitoterapia.

Existen innumerables explicaciones de por qué las esencias poseen propiedades efectivas, y de muy rápida acción, que le otorgan un lugar destacado en la farmacopea.

Los perfumes disipan energías, relajan, limpian ambientes y restablecen el flujo de las energías. Pruebe cambiar un ambiente pesado. Para usar las propiedades de los aceites esenciales, basta con aplicarlos directamente sobre el cuerpo, evaporarlos utilizando calor. Los masajes de aromaterapia y demás usos terapéuticos se basan en sus vibraciones especiales. Según los estudios realizados por George Lakhowsky, cada órgano tiene una tasa vibratoria; la enfermedad se presenta ante la alteración de la frecuencia. La aromaterapia logra modificar la frecuencia devolviéndola a su tasa normal.

Basándose en el contenido químico de sus compuestos, estas esencias se dividen en tres categorías: terpénicas, oxigenadas y sulfuradas.

La mayoría de los aceites esenciales y esencias son antisépticos, con una clara ventaja frente a los bactericidas artificiales y antibióticos, los microbios no desarrollan resistencia a ellas; tampoco a los aceites esenciales. Se podría citar como ejemplo el tomillo, que posee más acción bactericida que el agua oxigenada y que el guayacol; es capaz de destruir un bacilo (tífico) en dos minutos y al estreptococo, en cuatro. Esta característica antiséptica no se altera frente a ninguna de las mutaciones de los gérmenes.

ALGUNOS DE LOS ACEITES Y ESENCIAS MÁS USADOS

ACEITE ESENCIAL DE ROMERO: sirve para calmar los nervios, relajar tensiones musculares y articulares. Basta con aplicar sobre el cuerpo. También es un conservante natural muy completo.

ESENCIA DE NARDO: para el estrés, abre los canales del amor incondicional. Tranquiliza y da la sensación de paz. Ambienta y propicia la comunicación.

ACEITE ESENCIAL DE CANELA: especial para repotenciar la parte sexual, tanto de hombres como de mujeres; artritis y dolores musculares. No debe aplicarse directamente sobre la piel, antes se diluirá de la siguiente forma: una parte de aceite esencial de canela en cinco partes de aceite mineral, o aceite virgen de linaza, o de germen de trigo. Aplicándolo, luego, sobre el cuerpo. Para la energía sexual, evaporar en los ambientes, usando un difuminador.

ACEITE ESENCIAL DE MANDARINA: se utiliza en Navidad, para el ritual del

Espíritu de la Natividad. Propicia el perdón y la comunicación. Se difumina evaporándolo en los ambientes. También se usa sobre el cuerpo en las áreas de calor, pulsos.

ESENCIA DE SÁNDALO: es un olor que conecta con lo espiritual y lo místico. Especial para ejercicios de meditación y de relajación. Ambienta atrayendo energías sutiles y de altas vibraciones. Calma una mente muy activa y da paz.

ESENCIA DE LOTO: predispone a la abundancia, activando la intuición material y de negocios. Atrae energías hacia los canales de prosperidad. Se coloca en los pulsos; es ideal evaporar en los negocios.

ESENCIA DE MUSK: anima a las personas faltas de energía y de decisión. Es una fragancia que activa características masculinas (yang), despertando la decisión y la acción.

ACEITE DE JAZMÍN: es un aroma emparentado al recuerdo y al descanso; provoca una quietud mística. Ayuda en el trabajo de la aceptación de la muerte y de pérdidas materiales.

ACEITE DE ÁMBAR: es una sustancia netamente animal, que ayuda a centrar a las personas soñadoras en extremo; a las que sufren de delirio y son muy indecisas. Además, equilibra la parte física de los fluidos, retención e hidropesía.

ACEITES ESENCIALES DE LIMÓN Y CÍTRICOS: ayudan a la viveza mental, dan agilidad y claridad. Desarrollan una intuición especial para el flujo de energía material (dinero, inmuebles, etc.). Para congestiones cerebrales, estrés, angustias, en la parte física.

También puede evaporarse o aplicarse sobre el cuerpo.

ACEITE DE DURAZNO: es un olor que desarrolla la parte erótica, sutil; conlleva a pensar en los detalles y en nosotros mismos. En la parte física, está indicado en el mal carácter y los dolores de huesos y articulaciones. En la actualidad es muy difícil encontrar aceite natural, ya que su extracción es muy costosa y difícil, en el mercado ha sido sustituido por aldehídos y químicos que no ofrecen sus ventajas.

OTROS USOS DE LAS ESENCIAS

AGUA ESPECIAL PARA EL CUTIS (lo deja suave y vivo):

Agua de Lavanda   10 ml

Esencia o tintura de Romero   125 ml

Alcohol de caña clara   100 ml

Mezclar todo y friccionar el rostro por las mañanas, después de lavar o afeitar.

ANTIMANCHAS PARA EL CUTIS:

Agua de Rosas   30 ml

Glicerina	30 ml
Infusión de Manzanilla	30 ml

Mezclar y usar 2 veces al día, aplicando con algodón.

ANTIFLACIDEZ Y ANTIARRUGAS:

Licuar 2 pepinos

Agua de Rosas	40 ml
Infusión de Manzanilla	500 ml
Tintura de Benjuí	30 ml

Se mezclan y se deja macerar por 4 horas; se aplica sobre cutis y cuello, durante 20 minutos. Retirar con agua tibia; aplicar tónico facial.

PECAS:

Agua de Azahar	100 ml
Agua de Rosas	100 ml
Vinagre	2 cucharaditas

Mezclar y aplicar sobre las pecas; a los quince minutos, enjuagar con abundante agua.

CRECIMIENTO DEL CABELLO:

Infusión de Romero	200 ml
Agua de Rosas	200 ml
Tintura de Laurel	100 ml

Tintura de Orégano	50 ml
Tintura de Clavos	100 ml

Mezclar todo y friccionar el cuero cabelludo; dejar durante 20 minutos; lavar. Aplicar 2 veces a la semana.

AGUA DE HUNGRÍA: (especial contra el reumatismo, gota y artritis)

Alcohol	1 litro
Esencia de Azahar	400 ml
Esencia de Menta	5 ml
Esencia de Romero	30 ml
Esencia de Orégano	10 ml
Esencia de Limón	10 ml
Esencia de Rosas	15 ml

Mezclar todo y macerar 48 horas; aplicar sobre las zonas afectadas.

EL LADO SUTIL DE LAS PLANTAS

Las plantas tienen la propiedad de ser entes vivos, sus productos; por lo tanto, están cargados de toda una fuerza vital, que espero aprendamos a aprovechar. Y, en ese sentido, un investigador realizó las pruebas con las esencias de las flores para tratar de manera sutil las enfermedades y sus causas emocionales, el doctor Edward Bach, pionero en abordar de manera científica, el aspecto energético de las flores y las plantas. Y recoger esa huella energética en un vehículo que permitiera su uso en las dolencias y las emociones negativas, con grandes resultados; tanto, que la OMS reconoció su utilidad curativa.

De las 38 esencias del Dr. Bach, se han multiplicado a cientos y personas sensibles han logrado desarrollar esencias muy útiles que apuntan a resolver problemas en distintos estratos de la persona.

Entre esas esencias se encuentran unas desarrolladas en la sensibilidad hacia las plantas y flores, en el uso del cuarzo como elemento de vibración y contenedor de la energía del Sol, sin negar las diluciones y dinamizaciones de la homeopatía, la memoria del agua y todos los estudios sobre la energía tanto a nivel físico como a nivel cuántico. Así, existen las de California, las del Mediterráneo, las Australiana de Bush, Orquídeas, Nuevas esencias, etc.

En el desarrollo de estos años, aprovechando las ventajas del cuarzo como elemento de vibración, de la pureza de las aguas vivas del oriente del país, y muy cercano a Canaima, se ha desarrollado lentamente, todo un sistema de esencias florales que toman como base los arquetipos del conocimiento místico, como son los Arcanos mayores del Tarot, y su influencia en áreas específicas en la vida del individuo. Este sistema floral, recibe el nombre de

Esencias Florales del Camino. Conozcámoslo un poco más en la siguiente parte.

LAS ESENCIAS FLORALES DEL CAMINO:

LAS FLORES DEL CAMINO

Las Esencias del Camino surgen teniendo como base las teorías del Dr. Edward Bach y Esencias Florales, y a los procesos investigativos de la Homeopatía de la tercera generación.

Como Esencias florales, buscan coadyuvar en los tratamientos de estabilización de la salud, estados mentales, emocionales y energéticos. Cada una corresponde a un **ARQUETIPO**, una función humana y a efecto (s) somático (s) o psíquico (s).

Para un mejor manejo se han asociado a los 22 Arcanos (arquetipos) del mazo del Tarot, las cuatro pintas de la baraja y un Remedio unitario de Rescate. De esta forma, el manejo se hace más simple y sencillo.

Entonces se tiene:

01.- Arquetipo: **EL MAGO**.

Función Humana: **VOLUNTAD**.

Esencia floral del camino: **MIRRA**.

Indicado para las personas que no actúan ni concretan decisiones en su vida. Apáticos y quejumbrosos son incapaces de determinar un rumbo de éxito. Se utiliza para la activación de nuestras aptitudes innatas. Su reflejo somático (físico): piel, orzuelos, ceguera y sordera. También para la constante repetición de dramas o conflictos.

02.- Arquetipo: **LA SACERDOTISA**.

Función Humana: **CIENCIA**.

Esencia floral del camino: **TRES CÍTRICOS**.

Indicado para individuos que dudan de sus aptitudes, estudiantes y profesionales. No encuentran su lugar en el mundo y temen buscar dentro de sí mismos. También: inmadurez o falta de compromiso o asertividad. Esta esencia, **TRES CÍTRICOS**, aumenta la percepción y la capacidad de razonar. En lo físico está indicado para las fallas de la memoria, falta de concentración, incontinencia nocturna.

03.- Arquetipo: **EMPERATRIZ**.

Función Humana: **INTELIGENCIA**.

Esencia floral del camino: **BLEDO**.

La falta de concentración y de sentido común, la inflexibilidad en las posturas y pensamientos; la falta de humildad para recibir o pedir ayuda, son las indicaciones de esta esencia. En lo físico: oxigenar, problemas de circulación sanguínea, reumatismo de las extremidades superiores y "dolores migratorios". Es un coadyuvante en el tratamiento de las enfermedades degenerativas y para el deterioro cognitivo.

04.- Arquetipo: **EL EMPERADOR**.

Función Humana: **REALIZACIÓN**.

Esencia floral del camino: **BOTÓN DE ORO**.

Indicado en personas que sienten insatisfacción de todo y por todo, el pensamiento constante de vivir en vano; para quienes la vida es dura y deprimente; para quienes lograr estabilidad laboral o profesional se dificulta enormemente. Esta esencia floral es muy activa si se mezcla con la esencia: *ESPINO*. En el plano físico: gota, dolores de cabeza, ciática.

05.- Arquetipo: **SUMO SACERDOTE**.

Función Humana: **FE**

Esencia floral del camino: **SIEMPRE VIVA**.

Indicado para las personas que sufren constantemente de dudas en general, miedo al avance, baja autoestima, pensamientos negativos y que viven llenos de presentimientos. Las personas que desean sentir un mayor contacto con su Fe en lo divino. En el plano físico: dolores lumbares, obesidad y debilidad de las extremidades inferiores, así como dolores en esta zona.

06.- Arquetipo: **LOS ENAMORADOS**.

Función Humana: **LIBRE ALBEDRÍO**.

Esencia floral del camino: **FLOR ESCONDIDA**.

Para los que se apegan a las personas y a lo material de forma exagerada. Las adicciones a drogas y alcohol, al tabaco y otras adicciones. Para los que buscan la felicidad en las demás personas o en el exterior. En el plano físico: dolores en la mano, frigidez, eyaculación precoz, alcoholismo, tabaquismo y celos enfermizos.

07.- Arquetipo: **EL CARRO**.

Función Humana: **VICTORIA**.

Esencia floral del camino: **LAUREL**.

Para las personas excesivamente competitivas o en el otro extremo: pasivas, inactivas en exceso. Aquellos que buscan controlar todo, o que quieren ser el centro de todo. Esta esencia da la victoria sobre uno mismo, centra al individuo y lo prepara para enfrentar las dificultades exteriores.

Físicamente: estrés, rigidez muscular, falta de relajación, calambres y agujetas. Mandíbula retraída o contraída.

08.- Arquetipo: **LA JUSTICIA**.

Función Humana: **EQUIDAD**.

Esencia floral del camino: **OLIVO**.

Indicado para personas inflexibles o con falta de Sentido Común, altruismo y humildad. Para los que temen a la Justicia, su falta, de una manera temática. Temor de fallar en circunstancias de tensión. Para los que rechazan los compromisos y evaden sus responsabilidades, faltando a su palabra frecuentemente. En el plano físico: tartamudez, miedo escénico, nerviosismo, colon irritable, verborrea.

09.- Arquetipo: **EL ERMITAÑO**.

Función Humana: **SABIDURÍA**.

Esencia floral del camino: **BELLA LAS ONCE**.

Indicada en la falta de socialización o su otro extremo: los que pierden su tiempo visitando a los demás, recogiendo desgracias ajenas. Para las personas con falta de previsión en sus actos, aquellos que no cooperan con nadie, ni con nada, incluyendo su sanación. En lo físico: edemas de las extremidades inferiores, problemas de las vías urinarias, frigidez, inflamaciones en general.

10.- Arquetipo: **RUEDA DE LA FORTUNA**.

Función Humana: **PAUTAS DE ABUNDANCIA**.

Esencia floral del camino: **CANELA**.

Indicada en situaciones donde hace falta crear una conciencia de Abundancia, de conexión con nuestras propias fuerzas creadoras, con el infinito. Para las personas quejumbrosas por su situación; aquellas que no ven salida; para comerciantes y profesionales en busca de un mayor rendimiento de sus actitudes y destrezas. En general para crear armonía en ambientes de conflicto o escasez. En lo físico: tensión arterial alta, colesterol y contracciones musculares del cuello y cuero cabelludo.

11.- Arquetipo: **LA FUERZA**.

Función Humana: **SUBLIMAR**, **OBJETIVOS SUPERIORES**.

Esencia floral del camino: **SAUCO**.

Indicada para las personas que hacen grandes esfuerzos por superarse y no lo logran. Para recuperar la concentración en uno mismo o en nuestros planes; sentirse disperso. Miedo al éxito, saboteos de nuestros avances o nuestra vida misma. Físicamente: alergias de las vías superiores, dolores abdominales, eczemas y vitíligo.

Después de una fase de cambios profundos en la vida.

12.- Arquetipo: **EL COLGADO**.

Función Humana: **SACRIFICIO**.

Esencia floral del camino: **BEJUCO CADENA**.

Indicada para las personas sacrificadas en extremo. Ser o tener unos padres represivos y/o castradores; dolores constantes; sensación de Urgencia de Muerte; de estar solo y abandonado en el mundo; repetir constantemente una experiencia dolorosa o de enfermedad; sensación de no avanzar espiritual-materialmente. En lo físico: Agotamiento físico y/o mental; dolores lumbares, ciática, tensión muscular en toda la espalda.

13.- Arquetipo: **LA MUERTE**.

Función Humana: **TRANSFORMACIÓN**.

Esencia floral del camino: **RUDA**.

Indicada para momentos traumáticos; es también útil en momentos de cambios radicales y de adaptación. Especial para los miedos al abandono y a la muerte (fobia).

En lo físico: Cáncer, lupus, retinopatía pigmentaria.

14.- Arquetipo: **LA TEMPLANZA**.

Función Humana: **CONCILIAR EXTREMOS**.

Esencia floral del camino: **ARTEMISA**.

Indicada para las personas que sienten cobardía de enfrentar situaciones y resolverlas. Relaciones dependientes; amores no correspondidos y divorcios. Niños asustadizos o con falta de concentración. En lo físico: delgadez extrema u obesidad. Trastornos estomacales y de sueño.

15.- Arquetipo: **EL DIABLO**.

Función Humana: **PASIONES**.

Esencia floral del camino: **ANAMÚ**.

Indicada para las personas en exceso violentas o víctimas de abusos y violencia. También para derrotistas y gente negativa, llenas de temores en todo momento.

En lo físico: tez marchita, diabetes y trastornos hepáticos.

16.- Arquetipo: **LA TORRE**.

Función Humana: **ENFRENTAR LOS DESASTRES**.

Esencia floral del camino: **ALOE**.

Indicado en momentos de dolor; drena la energía a mecanismos más específicos. Para dejar viejas creencias o costumbres; abandonar relaciones pasadas, procesos de muerte. Para las personas que cambian de opinión constantemente. Los que pierden con facilidad la seguridad. Físicamente: Traumatismos.

17.- Arquetipo: **LA ESTRELLA**.

Función Humana: **RENOVACIÓN Y NUEVAS POSIBILIDADES**.

Esencia floral del camino: **MATRICARIA**.

Indicada para las personas que buscan inspiración, en el trabajo, el amor o en la vida. Las personas que sienten que hacen un esfuerzo continuo por vivir. Para los que buscan reestructurar sus vidas y sienten temor. Para abrir los canales de creatividad y de las ideas. Físicamente: procreación, embarazo e infertilidad.

18.- Arquetipo: **LA LUNA**.

Función Humana: **INESTABILIDAD**.

Esencia floral del camino: **MUÉRDAGO**.

Indicada para las personas en exceso sensibles; los que sufren de pesadillas o malas noches: los que creen que la amistad es falsa o ven enemigos desconocidos en todas partes. Alucinaciones y los que enfrentan decepciones de manera enferma. Físicamente: palpitaciones, nerviosismo, insomnio, mal dormir, falta de concentración.

19.- Arquetipo: **EL SOL**.

Función Humana: **FORTUNA ÉXITO**.

Esencia floral del camino: **GIRASOL**.

Indicada para las personas que sienten que han sido abandonadas, a los que les es difícil perdonar y olvidar los agravios; los que sienten el triunfo cerca, pero no les llega. Miedo a la oscuridad y a la soledad. Físico: quemaduras, dolores en los pies, ojos y cuello. Sensación de tener el pecho apretado.

20.- Arquetipo: **EL JUICIO**.

Función Humana: **REFLEXIÓN**.

Esencia floral del camino: **ROSA**.

Para buscar el equilibrio entre nuestro mundo exterior e interior; los que son compradores compulsivos; conductas compulsivas. Equilibrio entre lo material y lo espiritual. En lo físico: llanto fácil, angustia y ansiedad.

21.- Arquetipo: **EL MUNDO**.

Función Humana: **ESPIRITUALIDAD**.

Esencia floral del camino: **LIRIO**.

El ser que busca la armonía en el exterior; los que sufren de culpa (s), los que sienten asco del sexo o de sus genitales; los que hablan de pecado y lo ven en todas partes; los que emiten juicios constantemente. Físico: angustia, mal aliento, dolor de garganta y/o vientre; endometriosis, climaterio y menopausia (aceptación).

00.- Arquetipo: **EL LOCO**.

Función Humana: **NUEVOS CICLOS RUPTURAS**.

Esencia floral del camino: **ÁRNICA**.

Es otra esencia para situaciones de shock; en este caso, para quienes parten a lugares lejanos, los que atraviesan lejanías. Los que dejan viejos hábitos o hábitat. Sensación de malestar al separarse y los que siguen regímenes desintoxicantes. Acelera la aceptación de nuevas situaciones. Físicamente: reumatismo, dolores de cabeza (frontales), circulación sanguínea periférica deficiente (várices).

COMODINES:

Se refiere, por sus composiciones, a cuatro esencias florales, minerales y animales, dinamizadas que ayudan a catalizar o acelerar el resultado de las otras esencias, o que tienen un efecto en determinado plano:

23.- **BASTOS**.

Esencia floral del camino: **NARDO**.

Su acción se sitúa en el plano Físico.

24.- ORO.

Esencia floral del camino: **LOTO**.

Su acción se sitúa en el plano de las Energías y del ambiente.

25.- COPAS.

Esencia floral del camino: **ÁMBAR**.

Su plano de acción es Espiritual.

26.- ESPADAS.

Esencia floral del camino: **ALMIZCLE**.

Su plano de acción es el psicosomático.

27.- REMEDIO UNITARIO DE EMERGANCIA:

(**CANELA + ALOE + ÁRNICA**) en una solución de Cloruro de Magnesio, (**DINAMIZADAS**) para estados de shock, post-quirúrgicos, pérdidas (de toda clase), duelo y situaciones confusas. Dolores constantes.

Las Esencias Florales, al igual que las otras esencias, se combinan de acuerdo a la necesidad o se busca la esencia que más se parezca al individuo, esencia guía. Se colocan dos gotas de la esencia en un frasco ámbar de 30 cc, se llena de agua y conservante natural; se dinamizan o sucumben cien veces y se toman diez gotas tres veces al día por un período de siete, catorce o veintiún días, durante el cual debe revisarse al paciente y seguir con la misma esencia o seleccionarle otra.

El tratamiento con esencias florales pertenece a la materia sutil, a los cuerpos o estructuras energéticas de las plantas que posee su resonancia en el cuerpo humano, e incluso en otras ramas del saber muchos veterinarios utilizan las esencias y la homeopatía para tratar a sus pacientes.

Cualquier sistema floral va directamente a una de las estructuras energéticas, emocionales o mentales de las personas, aprender algún sistema es de gran ayuda a terapeutas como herramientas de cambio, de crecimiento y hasta de sosiego.

TÉRMINOS MÉDICOS ÚTILES

Abortivo. Que interrumpe el embarazo y provoca la expulsión del feto, antes de tiempo.

Afrodisíaco. Estimula o excita la función sexual.

Alexítero. Combate las toxinas inoculadas por animales venenosos, especialmente los ofidios.

Alternativo. Medicamentos, generalmente en forma de infusiones, cuyo efecto sobre el organismo es gradual.

Alucinógeno. Provoca alucinaciones.

Anafrodisíaco. Sustancia o medicamento que modera o inhibe el apetito sexual.

Analgésico. Sustancia o medicamento que reduce o anula la sensibilidad al dolor.

Anestésico. Produce insensibilidad del organismo o de una parte de él.

Anorexiante. Que induce la falta de apetito.

Antiafrodisíaco. Véase anafrodisíaco.

Antianémico. Reduce la anemia por el aporte de hierro, minerales y vitaminas.

Antiartrítico. Medicamentos o tratamientos destinados a combatir el artritismo.

Antibiótico. Se aplica a ciertas sustancias fabricadas como productos metabólicos por muchos microorganismos, los cuales impiden el desarrollo de otros microorganismos rivales.

Antidiabético. Combate los signos y síntomas de la diabetes.

Antidiarreico. Disminuye o elimina la diarrea.

Anticoncepcional. Se aplica a cualquier medio utilizado para evitar la fecundación en la mujer.

Anticonceptivo. Véase Anticoncepcional.

Anticuerpo. "Antitoxina". Sustancias que aparecen en la sangre como reacción contra un antígeno o cuerpo orgánico o inorgánico perjudicial al organismo.

Antídoto. Sustancia que contrarresta en el organismo, el efecto de un veneno.

Antiemético. Se aplica a las sustancias que detienen el vómito.

Antiescorbútico. Sustancias que sirven para combatir el escorbuto.

Antiespasmódico. Sustancias que se emplean para suprimir los movimientos convulsivos del organismo. Se aplica especialmente, a los espasmos gastrointestinales.

Antiflogístico. Medicamentos que combaten la inflamación.

Antígeno. Cuerpo extraño que, al introducirse en el organismo, provoca la aparición de un anticuerpo.

Antihelmíntico. "Vermífugo", "vermicida". Sustancias o medicamentos empleados para combatir los parásitos intestinales.

Antiinflamatorio. Reduce las inflamaciones, oponiéndose a las reacciones orgánicas productoras de inflamación y edema.

Antiodontálgico. Sustancia que calma el dolor en los dientes.

Antipalúdico. Útil para combatir el paludismo, tercianas o malaria.

Antiperiódico. Previene o calma los accesos o enfermedades intermitentes, especialmente, la fiebre.

Antipirético. "Febrífugo". Sustancias o medicamentos que se aplican contra la fiebre.

Antipútrido. Se aplica a la sustancia que se opone a la putrefacción.

Antisepsia. Conjunto de prácticas encaminadas a destruir los microbios perjudiciales.

- **Antiséptico**. Sustancias o medios que se emplean para destruir los microbios o evitar su existencia.

Antitóxico. "Antídoto". Se aplica a las sustancias que sirven para combatir el efecto de un tóxico.

Antitoxina. "Anticuerpo". Sustancia que aparece en la sangre como reacción contra alguna sustancia nociva o toxina que penetra en el organismo.

Antituberculoso. Se aplica a las sustancias, medicamentos o procedimientos que se emplean para combatir la existencia o propagación de la tuberculosis.

Aperitivo. Estimula el apetito.

Aromático. Que contiene aroma, olor, perfume o fragancia agradables.

Artritismo. Propensión a las enfermedades originadas por el exceso de ácido úrico en el organismo.

Artritis. Inflamación de las articulaciones. La degeneración del cartílago de las articulaciones, existen más de cien tipos de artritis.

- **Artrosis**. Inflamación crónica de las articulaciones con degeneración de cartílagos y tendencia a la deformación.

Astringente. Contrae los tejidos y suprime las secreciones; endurece los tejidos orgánicos.

Balsámico. Que contiene sustancias balsámicas, aplicable a las heridas, etc.

Béquico. Sustancia o medicamento que disminuye que sirve para controlar la tos.

Calmante. Medicamento que disminuye o hace desaparecer el dolor u otro síntoma o malestar.

Cardiotónico. Incrementa la frecuencia cardíaca y eleva la presión del corazón.

Cáustico. Sustancia que destruye los tejidos sobre los cuales se aplica.

Carminativo. Sustancia o medicamento que promueve la expulsión de los gases intestinales.

Catártico. Purgante intermedio en su efecto, entre drástico y laxante.

Coadyuvante. Que refuerza la acción de una sustancia o medicamento.

Colagogo. Medicamento que excita la secreción biliar.

Cordial. Que activa la circulación de la sangre y estimula las funciones digestivas.

Demulcente o **emoliente**. Aplicado a los tejidos irritados e inflamados forma una capa protectora de la piel que mitiga la irritación y la protege del contacto con el aire l los agentes irritantes.

Dentífrico. Toda sustancia o compuesto que sirve para limpiar los dientes.

Depilatorio. Medicamento que produce la caída del cabello o de los vellos.

Depurativo. Desintoxicante. Que purifica el organismo al activar la eliminación de los principios nocivos a través de una acción diurética, sudorífica o laxante.

Detergente. Medicamento que limpia o purifica.

Desinfectante. Que elimina los gérmenes patógenos.

Diaforético. "Sudorífico". Aumenta la transpiración o sudoración.

Digestivo. Sustancia que favorece la digestión.

Dispepsia. Digestión difícil y dolorosa.

Diurético. Que provoca o estimula la eliminación de la orina.

Drástico. Purgante enérgico.

Dulcificante. Antiguamente se denominaba así a las sustancias o medicamentos que servían para modificar ciertos estados discrásicos. Se le toma como sinónimo de **demulcente** y de **emoliente**.

Edema. Hinchazón o tumefacción de la piel producida por infiltración de líquidos en el tejido celular.

Emenagogo. Promueve, estimula o restablece la menstruación.

Emético. Sustancia o medicamento que produce vómito.

Emoliente. Que suaviza y protege la piel.

Espasmolítico. Que combate los espasmos. Véase antiespasmódico.

Estimulante. Incrementa la actividad vital; excita ligera y temporalmente el sistema nervioso o muscular.

Estupefaciente. Lleva al estupor con pérdida parcial o completa de la conciencia.

Euforizante. Que provoca euforia o bienestar.

Expectorante. Controla la tos promoviendo o disminuyendo las secreciones bronquiales; facilita su eliminación (mucolítico).

Febrífugo. Véase antipirético.

Insecticida. Que mata o ahuyenta los insectos.

Galactógogo o **galactogénico**. Que incrementa la secreción láctea durante la lactancia.

Hemolítico. Que destruye los hematíes o glóbulos rojos de la sangre.

Hepático. Estimula las funciones hepáticas y de las vías biliares.

Hipertensor. Aumenta la presión sanguínea o arterial.

Hipnótico. Provoca sueño.

Hipocolesteromiante. Disminuye el nivel de colesterol en la sangre.

Hipoglucemiante, **antidiabético** o **antiglucemiante**. Sustancia o medicamento que reduce la cantidad de glucosa en la sangre y la orina de los enfermos diabéticos.

Hipotensor. Disminuye la presión sanguínea o arterial.

Laxante. Purgante de acción suave.

Litogogo. Que favorece la expulsión de cálculos.

Midriático. Que dilata la pupila.

Miótico. Que contrae la pupila.

Mucolítico. Véase expectorante.

Narcótico. Droga que provoca sueño o estupor.

Oftálmico. Sustancia o medicamento útil para tratar algunas infecciones oculares.

Oficinal (Planta). Planta usada en los laboratorios de farmacia como medicamento.

Paliativo. Que calma pero no cura.

Pectoral. Combate la tos y las enfermedades bronquiales.

Placebo. Sustancia inerte o inofensiva que se administra a un enfermo y que produce efectos positivos, debido a la sugestión o persuasión psicológicas.

Purgante. Sustancia o medicamento que provoca aumento del peristaltismo:

- **laxantes** de acción débil, se caracterizan por su acción lubrificante de las paredes intestinales y reblandecedora de la masa fecal;

- **catárticos**, actúan provocando la secreción intestinal,

- y **drásticos**, purgantes enérgicos, actúan por irritación intensa de la mucosa intestinal.

Relajante. Disminuye la tensión física y psíquica.

Resolutivo. Útil o utilizado para resolver un tumor o inflamación.

Refrigerante. Se aplica a lo que refrigera o enfría una cosa. Que disminuye el excesivo calor de una cosa. Sustancia a la que se atribuye la acción de templar el calor de las enfermedades febriles.

Rubefaciente. Agentes que, aplicados sobre la piel, producen rubefacción; es decir, rubicundez, enrojecimiento e incremento del riego sanguíneo.

Sedante, sedativo. Sustancia o medicamento que apacigua o calma.

Tranquilizante.

Sialogogo. Que produce incremento de la secreción de saliva.

Somnífero. Narcótico. Que produce narcosis, sueño.

Sudorífero. Estimula la sudoración. Véase diaforético.

Tenífugo. Que expulsa la tenia o solitaria (Taenia solium).

Tónico. Se aplica a la sustancia que mejora el tono físico y psíquico.

Tópico. Sustancia o remedio que se aplica externa y localmente.

Tranquilizante. Disminuye la tensión psíquica y el estrés.

Tóxico. Que intoxica y hasta puede causar la muerte.

Vasoconstrictor. Que provoca la constricción o estrechamiento de los vasos sanguíneos.

Vasodilatador. Que dilata la musculatura lisa de los vasos sanguíneos.

Vermicida. Mata los parásitos.

Vermífugo. Expulsa los parásitos.

Vesicante o **epispástico**. Sustancia que irrita la piel y causa ampollas o vesículas.

Vulnerario. Sustancia o medicamento que cura las heridas, llagas y ulceraciones.

LAS ÚLTIMAS HOJAS

Por último, hay que hacer un llamado a los científicos, a los investigadores: las plantas y, sobre todo, las del Nuevo Mundo conforman un tesoro de saber y una posibilidad de biotecnología y medicina únicas. La conservación de este espacio y el uso racional de sus recursos conlleva también a pensar que los habitantes de ese territorio son parte innegable y como tal, merecen beneficios de los mismos. Como sostiene el Acuerdo de Cartagena:

"De acuerdo a lo que provee la Decisión 345 del Acuerdo de Cartagena, Disposición Transitoria Tercera, dentro del nuevo régimen común sobre acceso a los recursos genéticos a expedirse este año, incluir de manera general, lo referente a los derechos de las comunidades indígenas, para que en los países de la subregión todas las comunidades cuenten con mecanismos que les permitan el reconocimiento de sus derechos. Vía reglamento se puede adoptar un esquema que incluya los elementos que se

han mencionado anteriormente".

(Fuente: http://amazonas.rds.org.co/libros/40/40000004.htm)

"Las recomendaciones aquí presentadas muestran la viabilidad de adoptar diversos mecanismos legales para implementar un programa que requiere un detallado estudio que comprenda y abarque las particularidades culturales que permitan llevar adelante un proyecto de gran envergadura, como es el reconocimiento de los derechos de propiedad intelectual sobre los conocimientos de las comunidades indígenas que consulte y respete en todo momento, las aspiraciones y derechos de tales comunidades".

Los aborígenes serían los más afectados por un desarrollo científico que los dejara fuera, y los desposeyera de una riqueza ancestral, cosa que ya ha ocurrido. Desde niño he tenido la oportunidad de conocerlos y saber que su compenetración con su entorno es la base de su religiosidad y vida.

Y por otro lado, la sabiduría y los recursos tradicionales, bio-medicinales y de desarrollo, pertenecen a la humanidad; es necesario gestar una legislación internacional que cuide los aspectos más importantes del futuro de la selva Amazónica, de los conocimientos tradicionales y de los recursos de cada área del planeta, con justicia y equilibrio.

Al lector sólo le pido que busque el equilibrio, nuestro desarrollo técnico y tecnológico en el área médica no son para menospreciarla, y se realizan con la esperanza de una mejor calidad de vida; pero, también, las investigaciones y los conocimientos de los etnobotánicos, antropólogos, científicos y naturópatas, y demás involucrados, sumando a las tradiciones que hoy por hoy se comprueban científicamente, apuntan hacia el mismo objetivo. La clave será entonces: el equilibrio en nuestras vidas. Y el disfrute de las ventajas que nos ofrece la Naturaleza como nuestro hogar permanente.

BIBLIOGRAFÍA

CASTLEMAN, Michael. **Hierbas curativas**. Edit. Diana. 2da. Edición. 1995.

CAZABONNE, M. Christian. **Las plantas sí nos curan**. Edición propia. 1997.

CHIEJ, Roberto. **Plantas Medicinales, guía de la naturaleza**. Edit. Grijalbo. 1983.

DIETRICH, Gümbel. **Aceites esenciales y aromaterapia**. Edit. Integral. 1996.

GIREAUX, Paul y otros. **Los remedios naturales**. Edit. Paidotribo. 1995.

KÖLER, Peter. **El huerto medicinal**. Tikal Ediciones. 1995.

PERÍS GISBERT, Juan Bautista. **Fitoterapia Aplicada**. Editorial Colegio Oficial de Farmacéuticos de Valencia. 1995.

PETER Y BARBARA THEIS. **Plantas medicinales**. Edit. 1996.

.

EL AUTOR

El autor es Médico Homeópata, Naturópata, especialista en Fitoquímica, así como en Etnobótanica.

http://plantasana.blogspot.com

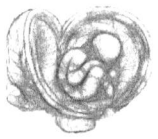